本专著受国家自然科学基金项目（项目号：61161009）和广西自然科学基金项目（项目号：2016GXNSFAA380068 和 2013GXNSFAA019341）资助

稳态视觉诱发电位变化特性研究

覃玉荣　陈　妮　郭湛超　龙　安

陈晓蒙　刘凌伶　时文健　　　◎著

STUDY ON THE VARIATION CHARACTERISTICS OF STEADY STATE VISUAL EVOKED POTENTIALS

U0268195

北京理工大学出版社
BEIJING INSTITUTE OF TECHNOLOGY PRESS

图书在版编目（CIP）数据

稳态视觉诱发电位变化特性研究/覃玉荣等著 . —北京：北京理工大学出版社，2020.7

ISBN 978 – 7 – 5682 – 8689 – 3

Ⅰ.①稳… Ⅱ.①覃… Ⅲ.①脑诱发电位 – 研究 Ⅳ.①R741.044

中国版本图书馆 CIP 数据核字（2020）第 117940 号

出版发行 / 北京理工大学出版社有限责任公司

社　　　址 / 北京市海淀区中关村南大街 5 号

邮　　　编 / 100081

电　　　话 / (010) 68914775（总编室）

　　　　　　(010) 82562903（教材售后服务热线）

　　　　　　(010) 68948351（其他图书服务热线）

网　　　址 / http：//www. bitpress. com. cn

经　　　销 / 全国各地新华书店

印　　　刷 / 保定市中画美凯印刷有限公司

开　　　本 / 710 毫米 × 1000 毫米　1/16

印　　　张 / 10

字　　　数 / 139 千字

版　　　次 / 2020 年 7 月第 1 版　2020 年 7 月第 1 次印刷

定　　　价 / 52.00 元

责任编辑 / 张海丽

文案编辑 / 李丁一

责任校对 / 周瑞红

责任印制 / 李志强

前　　言

　　周期性视觉刺激下的脑电信号 – 稳态视觉诱发电位（SSVEP）的频谱特点是在基波及其谐波处具有功率峰值，故它以较好的锁时、锁相特性，较高的信噪比、较高的传输速率以及稳定频谱等特点目前被广泛研究应用于脑机接口技术以及医学临床诊断和治疗等领域。但目前 SSVEP 的应用研究主要还局限在实验室里开展，离广泛实际应用还有较长的距离。主要原因之一在于缺乏对不同参数视觉刺激下 SSVEP 变化特性的充分了解。为此，广西大学计算机与电子信息学院脑电信号研究和应用课题组从 2010 年开始，针对视觉刺激参数变化对 SSVEP 及其 α 波同步程度变化特性的影响等进行了初步研究和探索。本书内容主要为本课题组的部分研究结果。

　　本书研究内容主要包含四部分：第一部分：在将放电神经元等效为一磁偶极子模型基础上，理论研究了周期性视觉信号的占空比变化对 SSVEP 的影响。此外，考虑视皮层神经元膜电流的放电频率、幅度变化等参数取值和 SSVEP 特性变化的密切相关性，进一步基于经典的 Hodgkin – Huxley

神经元模型，仿真研究了外刺激参数变化对神经元电流放电频率和幅度的影响。该部分内容安排在前 3 章；第二部分：主要基于介观的观点，在建立视觉通路模型基础上仿真研究视觉脉冲占空比和频率变化对 SSVEP 的影响，并通过相应 SSVEP 实验测试对所建立模型的合理性进行验证。该部分内容在第 4 章、第 5 章呈现；第三部分：由于目前脑机接口（BCI）应用研究的一个趋势是开发多刺激的 BCI 综合系统，故该部分主要研究周期性音频刺激信号的加入对视觉单独刺激诱发的 SSVEP 频谱特性的影响程度，内容见第 6 和第 7 章；第四部分：大脑 α 波同步程度可作为研究知觉和认知功能关系的一种有效手段，在认知障碍治疗和改善认知功能等领域具有重要的实际意义和应用前景，故该部分主要实验研究 SSVEP 的 α 波和刺激信号相位同步程度随刺激频率的变化规律，内容见第 8 和第 9 章。

本课题研究主要由覃玉荣老师、陈妮博士以及郭湛超、龙安、陈晓蒙、刘凌伶、时文健等硕士研究生共同完成，其间得到了林浩、王怡玲、赵隆、苏国传、刘畅、高欢、黄钰清、邓灿、仝佳森等硕士研究生的支持和帮助，在此对他们表示感谢。

由于编者水平有限，书中难免有不妥或错误之处，敬请读者批评指正。

覃玉荣

2020 年 3 月于广西大学

目　录

第 1 章

周期性视觉刺激下的脑电信号 –
稳态视觉诱发电位

1.1 脑电信号

大脑是宇宙中最复杂的系统，是人体内结构和功能最为复杂和精密的器官，它掌管着人类的语言、感觉、思维、情绪、运动等高级活动，同时是人体内外环境信息获取、存储、处理、加工和整合的中枢[1,2]。当大脑执行某种功能时，相应活动区域表现出电和化学变化。脑电位，即脑电信号（Electroencephalography，EEG），是大量神经元放电活动在大脑皮层或头皮表面产生的电位总和，能够实时反映大脑内部功能状态。

不管一个人处于什么生理和精神状态，脑电活动无时不在。脑电信号反映了人体的生理和精神状态信息。异常的脑电信号意味人体患有某种脑疾病。

20 世纪 60 年代以来，EEG 以其高时间分辨率、多模式评估方式、低成本和无创安全等优势，一直吸引着越来越多的学者对其进行深入研究，并在临床神经和精神疾病诊断、认知科学、脑机接口（Brain – Computer Interface，BCI）等领域得到广泛应用和发展。

1.2　脑电信号的形成

神经元，即神经细胞，是构建大脑神经系统的基本单元。信息的接收、整合、传递以及大脑皮层内的一切活动，都是以神经元为基本信息处理单位来完成的。人体大脑的神经元数量约为 860 亿个，神经元之间形成 $10^3 \sim 10^4$ 个突触联系从而形成极其复杂庞大的神经网络。单个神经元的电活动是人类神经系统网络产生生理活动的基础[3]。

神经元包括细胞体和突起两个部分。细胞体由细胞核、细胞膜、细胞质组成，起到联络和整合输入信息以及传出信息的作用。突起部分包括树突和轴突：树突直接由细胞体扩张突出形成树枝状，主要功能为接收其他神经元轴突传来的冲动信号；轴突的主要功能为将神经元胞体所产生的兴奋冲动传至其他神经元或效应器。每个神经元有多个树突，但一般只有一个轴突作为输出，类似于一个多输入/单输出系统。神经系统利用电 – 化学信号在神经元之间接收和传递信息。

当神经元未受到任何刺激时，膜内外因两侧离子浓度不同而形成 – 70mV 的跨膜电位差（内正外负），称为静息电位。静息电位是维持神经元内外环境相对稳定及其生命活动正常进行的根本保证。当神经元受刺激时，胞体对树突接收到的信息进行整合，一旦刺激强度达到阈值，在胞体与轴突的连接处瞬时触发神经电冲动脉冲信号。该信号沿着轴突传导至神经末梢，在突触处引起化学递质分子释放至突触后膜，由此把电脉冲信息传递至下一个神经元。神经冲动的传导伴随着神经元膜电位的极化和去极化过程，神经元利用膜两侧的电位变化进行信息的编码和传输。当神经元受到能够引起其兴奋的外界刺激时，输入点的膜两侧离子跨膜流动，产生爆发性电位发放节律，称为动作电位或峰电位。产生动作电位的神经元通常也称为放电神经元或兴奋神经元。神经元放电节律作为新的刺激，影响邻近的区域产生去极化，从而将神经冲动沿神经纤维传递出去。

神经元膜电位分为局部分级电位和长距离传导的动作电位。动作电位由局部分级电位产生，是神经兴奋的表现形式，表现为"全"或"无"的电脉冲序列。对于同一类型的神经细胞，外刺激强度和频率等参数的取值只要能诱发神经元产生动作电位，则动作电位的形状和幅度都是相同的，但动作电位可通过不同的发放率对外刺激信息进行编码。动作电位存在绝对不应期和相对不应期：当神经元膜受刺激区域处于绝对不应期时，任何外刺激均不能引起动作电位的发放；若处于相对不应期，则外刺激强度需增加到更大的值才能产生动作电位。动作电位特征如图 1 – 1 所示。

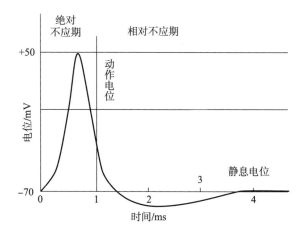

图 1 –1　动作电位特征

1.3　稳态视觉诱发电位

周期性视觉信号作用的第一级结构是眼睛的视网膜。视网膜主要由光感受细胞、双极细胞和神经节细胞等组成。光信号进入视网膜,使光感受细胞产生局部分级电位,即感受器电位。该分级电位信号经双极细胞传至神经节细胞,神经节细胞是视网膜的输出端。节细胞综合来自光感受器的信息,其输出的电脉冲信号经过外膝体传至视皮层,刺激视皮层神经元产生放电活动(即产生动作电位),最后形成视觉。放电视皮层神经元的电活动在大脑空间产生电场,由此在大脑头皮或者皮层检测到的 EEG 称为稳态视觉诱发电位(Steady – State Visual Evoked Potentials,SSVEP)。

当人眼受到周期性视觉刺激时,眼睛中的透明介质导致光在眼中折射,并将它们汇聚于视网膜上。从介观角度看,视网膜中光感受器细胞群含有色素,以一定规律吸收光并通过一定的转换机制形成膜电位变化。双极细胞群和水平细胞群产生分级电位并传输至神经节细胞群,后者以电脉冲序列的周期性变化完成对光信息的编码,动作电位通过丘脑皮质通路传递至视觉皮层的锥体细胞群,引起锥体细胞群的联合放电,从而完成对光信息的译码,形成对视觉刺激的响应,此时可在大脑头皮检测到 SSVEP。

1.4　SSVEP 频谱特征及其应用

SSVEP 的频谱特点是在其基波(和外刺激频率相同)及其谐波处具有功率峰值[4]。SSVEP 以较好的锁时、锁相特性,较高的信噪比、较高的传输速率以及稳定频谱等特点被广泛应用于 BCI 技术以及医学临床诊断和治疗等领域。

在医学领域，SSVEP 作为注意标签可应用于认知心理学的研究[5-7]；SSVEP 还广泛用于临床神经医学以及和老年有关疾病的研究[8-10]；在医疗辅助方面，残疾人可借助于 SSVEP 来控制机械手臂、机械轮椅等进行康复训练和日常生活[11,12]。

在工程应用领域，SSVEP 作为信号源，以高信噪比、不需要训练和高信号传输速率等优势被广泛应用于 BCI 领域[13-17]；在娱乐和虚拟现实应用方面，SSVEP 的引入使得游戏等更具有娱乐性和体验感[18-20]；在军事方面，可利用 SSVEP 来控制飞行模拟器的 BCI 系统等[21,22]。

目前 SSVEP 应用研究主要亟待解决的两个主要问题：①提高数据传输速率；②加大 SSVEP 幅度以提高其应用精度。目前 SSVEP 数据传输速率较以前得到了较大提高，但有效提高 SSVEP 的信噪比一直是瓶颈问题。主要原因在于大脑结构的复杂性及其"黑匣子"研究特点，加上刺激参数变化和 SSVEP 之间存在的非线性复杂变化关系，使得人们对周期性视觉刺激下的 SSVEP 特性变化规律的了解甚少，导致很多研究特别是实验室结果重复性较差，建立的基于 SSVEP 的应用系统通用性不强等。因此，目前 SSVEP 在 BCI 技术与医学等领域的应用仍处于初级阶段，SSVEP 应用研究从实验室全面走向实用化还有较长的进程。

多年来对 SSVEP 的研究方式主要是进行实验。由于对光刺激参数对 SSVEP 的影响变化规律不甚明确，故目前国内外 SSVEP 实验中对外光刺激的参数选择带有较多的盲目性，因而导致不同的实验研究结果之间存在较大的差异，有些甚至得到相反的结论，给通过实验结果来归纳和总结外光刺激对 SSVEP 的影响规律带来较大困难。为此，除进行实验外，进一步开展周期性视觉刺激下 SSVEP 的理论和仿真研究也是非常重要的。通过理论和仿真研究，可以了解视觉刺激脉冲的频率、幅度以及占空比等参数变化对 SSVEP 的影响规律，可以事先有效选择适合的视觉刺激参数,使 SSVEP 幅度输出达到实际应用需求,以实现有效提高。但理论和仿真结果的有效性和合理性,还需要进行 SSVEP 的相关实验进行验证和优化。理论建模、仿真和实验是有效研究 SSVEP 变化特性及其应用的相辅相成的重要手段。

第**2**章

放电神经元的等效模型

2.1 引 言

闪光信号经视网膜光感受器传递到神经节细胞，引起神经元电流周期性变化，进而诱发皮层神经元产生放电。大量皮层神经元基本同步放电，才能使大脑空间产生不能相互抵消的电场，因而可在皮层或者大脑头皮检测到 EEG。刺激强度、频率和占空比等外刺激参数决定了放电神经元的发放频率，SSVEP 频谱等变化特性取决于放电神经元的放电幅度和频率以及放电神经元数量和空间位置等重要参数。因此，要了解 SSVEP 随刺激参数变化的规律，必须要建立其计算模型，而放电神经元的物理模型是建立研究 SSVEP 计算模型的基础。

2.2　神经元的 Hodgkin – Huxley 模型

生物电信号的本质是带电离子的跨膜流动，带电离子跨膜流动导致细胞膜内外的离子浓度差改变，进而引起膜电位变化。神经元细胞膜上分布有大量由跨膜蛋白所形成的孔道，称为离子通道，而跨膜电流是通过细胞膜上离子通道的开放和关闭实现的。动作电位的产生主要与电压依赖性 Na^+ 和 K^+ 控通道的电导率变化有关。当神经元受到能引起其兴奋的刺激时，膜对 Na^+、K^+ 通道电导率发生变化，大量 Na^+ 涌入，产生内向电流 I_{Na}，膜电位去极化，由外"＋"内变为内"＋"，外膜电位去极化到一定程度后，Na^+ 通道失活，K^+ 通道电导增大，形成外向电流 I_K，膜电位复极化。Hodgkin – Huxley 模型，简称 H – H 模型，如图 2 – 1 所示[23]。

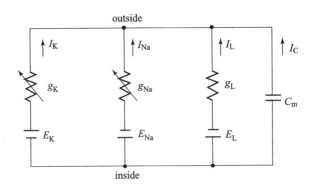

图 2 – 1　Hodgkin – Huxley 电路模型

H – H 模型是由膜电容 C_m 和三个电压可控电导构成的并联电路模型。图 2 – 1 中，E_{Na}、E_K、E_L 分别为 Na^+、K^+、Cl^- 对应的平衡电位，g_K、g_{Na}、g_L 分别为 Na^+、K^+、Cl^- 的电导。根据欧姆定律得到神经元跨膜电流的表达式，如式（2-1）、式（2-2）所示。

$$I = I_{Na} + I_K + I_L + I_C$$

$$= g_{Na}(V - E_{Na}) + g_K(V - E_K) + g_L(V - E_L) + C_m \frac{\partial V}{\partial t}$$

$$= \bar{g}_{Na}m^3h(V - E_{Na}) + \bar{g}_K n^4(V - E_K) + g_L(V - E_L) + C_m \frac{\partial V}{\partial t}$$

$$(2-1)$$

$$\begin{cases} \dfrac{dn}{dt} = \alpha_n(1-n) - \beta_n n \\[2mm] \dfrac{dm}{dt} = \alpha_n(1-m) - \beta_n m \\[2mm] \dfrac{dh}{dt} = \alpha_n(1-h) - \beta_n h \end{cases} \quad (2-2)$$

式中，V 为膜内与膜外的跨膜电压；$\bar{g}_{Na}$、$\bar{g}_K$、g_L 分别为 Na^+、K^+、Cl^- 的电导率常数；n、m、h 为反映离子通过离子通道过程的时间函数，其函数方程如式（2-3）所示。

$$\begin{cases} \alpha_n = 0.01 \times (10-V)/\{\exp[1-0.1V]-1\} \\ \beta_n = 0.125 \times \exp(-V/80) \\ \alpha_m = 0.1 \times (25-V)/\{\exp[(0.1V)+2.5]-1\} \\ \beta_m = 4 \times \exp(-V/18) \\ \alpha_h = 0.07 \times \exp(-V/20) \\ \beta_h = 1/\{\exp[3-0.1V]+1\} \end{cases} \quad (2-3)$$

H-H 模型是基于上述动作电位产生机制的神经元等效电路模型，描述了神经冲动产生、传导的过程，对研究神经元的内在特性及其与外部刺激的关系具有重要的指导意义。

2.3 神经元的等效电流偶极子模型

神经元电活动由细胞膜的电磁特性决定。大脑皮层的神经元按其形状可分为粒形细胞、梭形细胞和锥体细胞三种。前两种细胞的胞体很小，位于脑深部，细胞外形成的树突走向混乱，放电神经元等效的电流偶极子方向各不相同，在大脑空间产生的合成总电场基本为零，故对大脑头皮和皮层的电位贡献很小。锥体细胞呈三角形状，细胞基底朝下，其顶树突垂直伸至皮层表面，走向相同，当它们产生放电活动时，在大脑空间产生的合成总电场不等于零，由此可在大脑皮层或头皮测试到 EEG 信号[24]。实验证明，皮层表面的缓慢电活动，来源于锥体细胞的胞体和顶树突所产生的兴奋性或抑制性突触后电位。当皮层锥神经元产生兴奋时，相当于一个细长结构两端存在极性相反的电位，构成一个电流偶极子，故每个放电的神经元可以等效为一个电流偶极子。此外，大脑皮层某一区域紧密排列的大量神经元同时放电时，产生的电场相互叠加后依然有不小的数值，故也可将这一区域众多的放电锥神经元等效为一电流偶极子。大脑空间每一点电场（电位）是多个等效电流偶极子共同作用的结果，所形成的电场为一准静态场。

利用电流偶极子模型模拟兴奋神经元的电生理活动已被证明是有效的。基于放电神经元的等效电流偶极子模型来计算大脑头皮 EEG，至今已有众多的研究结果发表。1949 年，Brazier 提出球体表面的电位来源于内部的偶极子，并利用电场理论对球体表面的电位波形进行分析和计算[25]。1950 年文献 [26] 基于神经元电流偶极子概念，研究了大脑均匀导电头球模型表面电位。在此基础上，文献 [27] 研究了进一步简化的介质球表明的电位表达式。此外，均匀导电球模型 2n 极子电位的解析解也得以研究[28]。2000 年，文献 [29] 推导出均匀导电球头模型中偶极子电位的一般性解析解。

2.4 神经元的等效磁偶极子模型

放电神经元的等效电流偶极子模型是目前计算外刺激信号作用下的大

脑头皮电位的常用模型，不过用该模型计算得到的 SSVEP 未能体现其幅度和刺激频率之间的变化关系，因此需要建立其他的放电神经元等效模型。

　　周期性视觉信号刺激下，大脑视觉皮层神经元产生放电活动，放电电流的传导过程始于细胞膜两侧离子的穿膜运动。局部区域产生的兴奋性细胞膜去极化动作电位与下一级相邻的静息细胞膜区域产生电位差，产生的膜电流沿轴突传导，并在下一级细胞膜区域产生去极化动作电位，完成神经元细胞膜电流的传导过程。膜电流沿轴突传导时受到细胞膜纵向电阻的影响而产生损耗，各离子顺应电势梯度沿神经元细胞膜内外的邻近区域（即磷脂双分子层外侧的空间）迅速流动，形成图 2 - 2 所示的轴突传导电流的电缆电路模型[30]。图 2 - 2 中，R_M、C_M 分别代表细胞膜的电阻和电容、I_M 代表细胞膜电流，I_L 为神经元轴向电流，R_L 表示长度为 $\Delta \times$，半径为 a 的神经元的轴向等效传输线电阻。

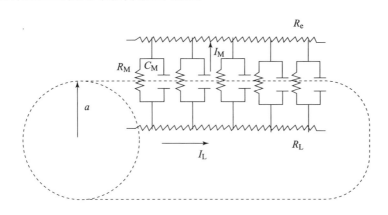

图 2 - 2　轴突传导电流的电缆电路模型

　　图 2 - 1 和图 2 - 2 的两种电路模型分别从穿膜电流和传导电流的角度描述了兴奋神经元轴突内动作电位的形成和传导过程。整个过程中穿膜电流和传导电流沿着神经元细胞膜两侧区域形成闭合电流圆环。该电流圆环由上一级神经元细胞膜区域的复极化外向电流、膜内外传导电流和下一级神经元细胞膜区域的去极化内向电流构成。动作电位产生和传导过程中形成的闭合小电流圆环与电磁学中的磁偶极子电流圆环模型近似，因此可将

放电神经元等效为一磁偶极子。放电神经元电传导过程中在神经元细胞膜局部区域形成的电流圆环如图 2−3 所示。

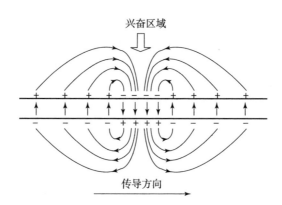

图 2−3　放电神经元电传导过程中在神经元细胞膜局部区域形成的电流圆环

由于放电神经元等效磁偶极子模型将穿膜电流的变化性质充分考虑在内，而神经元放电电流的放电率和周期性视觉刺激信号的频率密切相关，故可考虑基于放电神经元的等效磁偶极子模型，来计算外刺激光脉冲作用下大脑头皮 SSVEP，以探索刺激周期性视觉信号的占空比和频率等参数变化对 SSVEP 特性的影响。

第3章

周期性视觉信号刺激参数变化对 SSVEP 影响理论研究

3.1 引　言

较小的 SSVEP 幅度是影响其在 BCI 和医学等领域有效应用的主要因素之一，也是目前人们致力于解决的问题。影响 SSVEP 幅度变化的外刺激参数包括视觉信号的频率、强度和占空比等。不同刺激参数诱发的 SSVEP 幅度不一样，因此了解外刺激参数变化对 SSVEP 幅度的影响很有意义。目前已有不少的实验研究结果表明，外刺激光脉冲的频率、强度和占空比等参数变化均可改变 SSVEP 的幅值，但由于不同团队的实验是在不同的实验条件下完成的，这些实验条件包括刺激光脉冲频率、幅度、占空比以及受试对象等，导致不同研究团队得到的实验结果差异较大，有些甚至相反，使从众多实验结果归纳出外刺激光脉冲参数变化对 SSVEP 的影响规律比较困难，因此有必要从理论上研究探索外刺激参数变化对 SSVEP 的影响。目前主要是基于放电神经元的等效模型，来建立光脉冲刺激下的 SSVEP 的计算模型，通过模型了解刺激参数变化对 SSVEP 幅度的影响。

3.2 基于神经元等效磁偶极子研究 占空比变化对 SSVEP 幅度影响

3.2.1 放电神经元数量与刺激信号占空比的变化关系

视网膜空间分布形状是一个球面（成人的视网膜构成球面的 72%），其功能是将光信号转换为电信号。光刺激下，光感细胞膜超极化产生的局部电位通过双极细胞处理使神经节细胞产生冲动电位脉冲，该脉冲信号传至视觉初级皮层，刺激该区域神经元放电，形成视觉且同时在大脑头皮产生 SSVEP。

对强光敏感的主要是光感细胞中的视锥细胞。从闪烁 LED 灯发射的光波到达球面视网膜上不同视锥细胞的时间有差别。视锥细胞、双极细胞以及神经节细胞之间主要是一对一的"单线"连接。视锥细胞在光刺激下产生的局部电位经双极细胞作用后激发神经节细胞产生动作电位。相邻两个神经节细胞产生的动作电位存在时间差。假设 N 个神经节细胞先后产生动作电位，相应的脉冲序列可写为 $P(t)$、$P(t-t_{01})$、$P(t-t_{02})$、$\cdots$、$P(t-t_{0(N-1)})$。

因为视网膜对光具有"明适应"和"暗适应"的作用特征（前者指当光线由暗变明，视网膜对光的刺激的视觉感受性逐步降低的过程，一般在数秒至 1min 内完成；后者指光线由强变弱时，视网膜的视觉感受性逐渐增强的过程，通常在 25～30min 内完成），所以光刺激人眼最初诱发产生冲动电位的神经节细胞数量较少，但随着光连续作用时间增加，产生冲动电位脉冲的神经节细胞数量 N 加大，从而刺激更多的视觉皮层细胞产生神经冲动。在幅度和频率相同的光脉冲刺激下，占空比越大，一个周期内视网膜受光刺激的时间越长，则产生动作电位的神经节细胞的数量 N 就越大，由此激发更多的视觉皮层细胞产生动作电位，故产生神经冲动的视觉皮层细胞数量 L 和光刺激占空比大小成正比。

3.2.2　占空比变化对 SSVEP 幅度的影响

在闪烁光刺激下，视网膜神经节细胞输出的脉冲信号传至视觉中枢使视觉皮层细胞膜电压变化。当细胞膜电压变化超过阈值时，视觉皮层细胞产生神经冲动而引起动作电位，此时除产生穿膜电流外，还存在沿内外膜流动的脉冲电流 $i(t)$（二者传输方向相反），这些电流在空间产生的电场决定了 SSVEP 的大小，其变化周期 T 和光刺激脉冲周期相同。假设在角频率为 ω 的闪烁光脉冲信号 $F(t)$（$t \geq 0$）作用下，一个脉冲周期内有 L 个视觉皮层细胞先后产生神经冲动，这些细胞膜电流脉冲可分别表示为 $i(t-t_1)$、$i(t-t_2)$、$\cdots i(t-t_g)$、$\cdots$、$i(t-t_L)$，（$t \geq 0$）。第 g 个产生神经冲动的视觉皮层细胞膜脉冲电流可展开为傅里叶级数

$$i(t - t_g) = \sum_{n=1}^{\infty} A_n \sin[n\omega(t - t_g)] \qquad (t \geq 0, \ g = 1, 2, \cdots, L)$$

$$(3-1)$$

$$A_n = \frac{2}{T} \int_0^T i(t)\sin n\omega t \, dt \qquad (3-2)$$

沿着视觉皮层细胞膜传输且按正弦规律变化的电流可等效为一磁偶极子。第 g 个产生神经冲动的视觉皮层细胞膜的 n 次谐波电流复振幅为

$$I_{gn} = A_n e^{-jn\omega t_s} \qquad (g = 1, 2, \cdots, L) \qquad (3-3)$$

球坐标系下第 1 个产生神经冲动的视觉皮层细胞膜上的 n 次谐波电流在人体头部空间中产生的电场复振幅为

$$E_{n\theta} = 0, \quad E_{nr} = 0 \tag{3-4}$$

$$E_{n\varphi} = \frac{\omega A_n \mu Sk\sin\theta}{4\pi r}\left(1 + \frac{1}{\mathrm{j}kr}\right)\mathrm{e}^{-\mathrm{j}kr} \tag{3-5}$$

式中，A_n 为每个产生神经冲动视觉皮层细胞膜电流的 n 次谐波的振幅；ω 为细胞膜电流脉冲角频率（和光刺激脉冲频率相同）；S 为单个皮层视觉细胞的等效磁偶极子的面积；r 为圆心 O 到 M 点的距离；μ 为大脑球模型空间磁导率。

第 g 个产生神经冲动的视觉皮层细胞的 n 次谐波在 M 点产生的电场复振幅为

$$E_{gn\theta} = 0, \quad E_{gnr} = 0 \tag{3-6}$$

$$E_{gn\varphi} = E_{n\varphi}\mathrm{e}^{-\mathrm{j}n\omega t_g} \tag{3-7}$$

式中，t_g 为第 g 个和第 1 个视觉皮层细胞产生动作电位的时间差。

头皮电位主要由大脑锥体皮层细胞产生. 每个锥体皮层细胞在空间同向排列。SSVEP 是多个产生神经冲动的视觉皮层锥体细胞在大脑头皮上共同产生的电位，是空间和时间坐标的函数。考虑到在光刺激模式、光脉冲频率及强度相同条件下，大脑头皮上某固定点 M 的 SSVEP 变化只受光脉冲作用时间影响，亦即只随不同占空比的变化而变化，且考虑视觉皮层细胞的间距远远小于细胞到 M 点的距离 r，故在研究不同光脉冲占空比对 SSVEP 影响时，可近似认为不同视觉锥体皮层细胞的空间位置相同。设产生动作电位的不同视觉皮层锥细胞的等效磁偶极子的圆心重叠在 O 点，以 O 点为圆心建立球坐标系，则产生神经冲动的所有视觉皮层细胞膜电流的 n 次谐波在 M 点的合成电场复振幅为

$$E_{n\theta w} = 0, \quad E_{nrw} = 0 \tag{3-8}$$

$$E_{n\varphi w} = E_{n\varphi}\sum_{g=1}^{L}\mathrm{e}^{-\mathrm{j}n\omega t_g} \tag{3-9}$$

所有产生神经冲动的视觉皮层细胞膜电流的各次谐波同时在 M 点产生的总电场复振幅为

$$E_{\varphi w} = \sum_{n=1}^{\infty} En\varphi \qquad (3-10)$$

故 M 点产生的稳态视觉诱发电位复振幅为

$$\begin{aligned}
\mathrm{SSVEP} &= \int_A^M E\varphi w \cdot \mathrm{d}l \\
&= \sum_{n=1}^{\infty} \Big[\sum_{g=1}^{L} \mathrm{e}^{-jn\omega t_g} \int_A^M E_{n\varphi} \cdot \mathrm{d}l \Big] \qquad (3-11)
\end{aligned}$$

式中，A 点为零电位参考点。

式（3-9）~式（3-11）表示 SSVEP 等于产生冲动的视觉皮层细胞膜各次谐波电流分别在大脑头皮上产生的电位叠加，其基波频率和外光刺激频率一样。如果闪光刺激光脉冲的强度、频率以及受试对象一样，则在不同占空比光刺激的条件下，第 1 个产生神经冲动的视觉皮层细胞膜电流在大脑头皮给定点 M 处的电场 $E_{n\varphi}$ 相同，SSVEP 大小主要取决于式 $\sum_{g=1}^{L} \mathrm{e}^{-jn\omega t_g}$。如果产生神经冲动的视觉皮层细胞数量为 L，第 L 个（即最后一个）和第 1 个视觉皮层细胞产生神经冲动的时间差为 $\Delta t = t_L - t_1$，则在一个刺激光脉冲周期内，Δt 随 L 的增加而增加，结果导致 $n\omega\Delta t$ 变大。若 $n\omega\Delta t$ 的变化使得 $0 \leqslant n\omega\Delta t < 2k\pi + \pi, (k = 0,1,2,3,\cdots)$，则 $\sum_{g=1}^{L} \mathrm{e}^{-jn\omega t_g}$ 的模随 L 的增加而增加，意味 SSVEP 的 n 次谐波振幅和 L 成正比；若 $2k\pi + \pi < n\omega\Delta t < 2k\pi$，$\sum_{g=1}^{L} \mathrm{e}^{-jn\omega t_g}$ 的模随 L 增加而减少，则 SSVEP 的 n 次谐波振幅和 L 成反比。

上述研究表明，SSVEP 的 n 次谐波振幅随 L 变化主要取决于 $n\omega\Delta t$。由于 $n\omega\Delta t$ 和产生神经冲动的视觉细胞的数量 L 成正比，并考虑 L 和光脉冲占空比 τ 的正相关关系，可推知 SSVEP 的 n 次谐波振幅随占空比的变化曲线存在"窗口"效应：当占空比的取值使 $0 \leqslant n\omega\Delta t \leqslant 2k\pi + \pi$ 时，$(k = 0, 1,2,3,\cdots)$，SSVEP 的各次谐波振幅随占空比的增加而变大；若 $2k\pi + \pi < n\omega\Delta t < 2k\pi$，SSVEP 的 n 次谐波振幅随占空比的增加而减少。当 $n\omega\Delta t$ 等于 $2k\pi + \pi$ 时，SSVEP 的 n 次谐波振幅最大。如果 $k = 0$，说明二

者变化曲线只有一个"窗口"和一个 SSVEP 的 n 次谐波振幅的峰值；若 $k = 1, 2, 3, \cdots$，则变化曲线将对应出现 2 个、3 个、4 个⋯"窗口"及 SSVEP 振幅峰值。变化曲线中出现的"窗口"数目取决于光脉冲占空比。如果占空比的取值使产生冲动电位的视觉皮层细胞越多，首、末位两个视觉皮层细胞产生冲动电位的时间差 $n\omega\Delta t$ 就越大，则 SSVEP 的 n 次谐波振幅随占空比变化曲线出现的"窗口"就越多。

由于 SSVEP 的平均总功率等于其各次谐波平均功率之和，且各次谐波平均功率等于对应谐波振幅的平方，因此 SSVEP 的各次谐波平均功率及总平均功率随占空比变化曲线也存在多"窗口"效应。

在相同频率和幅度的光脉冲作用下，不同受试者的视觉皮层细胞产生动作电位的阈值 τ_s 各异，产生神经冲动的视觉皮层细胞数量不一样，故 SSVEP 各次谐波振幅及其平均功率随光脉冲占空比变化曲线出现的"窗口"数量及峰值也不相等。

光脉冲占空比对 SSVEP 各次谐波振幅及其平均功率影响所呈现的多"窗口"变化关系，说明了在一定频率和幅度光脉冲刺激条件下，并非占空比越高，SSVEP 各次谐波振幅及其平均功率就越大。SSVEP 各次谐波振幅及其平均功率随光脉冲占空比变化曲线存在的"窗口"变化，其个数、峰值大小及所对应的占空比均受外刺激光源、受试对象及其状态等诸多因素的影响。

本章根据周期性视觉刺激下视觉皮层细胞产生冲动时其膜电流的变化特点，用磁偶极子等效产生冲动的视觉皮层细胞膜电流，然后根据电磁理论建立人体大脑头皮 SSVEP 的计算模型。对该模型的研究结果表明，在相同频率和强度的闪烁光脉冲作用下，SSVEP 各次谐波振幅及其平均功率受占空比影响呈现"窗口"效应：当占空比 τ 小于某个阈值 τ_s 时，二者与占空比是正相关的变化关系；当占空比大于 τ_s 时，其功率随 τ 的增加而减少；当 τ 等于 τ_s 时其为峰值。SSVEP 各次谐波振幅及平均功率随光脉冲占空比变化曲线可出现多个"窗口"关系。闪烁光频率、强度以及受试对象决定了该变化曲线中"窗口"出现的数量、SSVEP 各次谐波振幅及平均功率的峰值大小及其对应的占空比。在 SSVEP 研究中，根据光脉冲占空比对 SSVEP 影响的规律及实际需求来有效选择适合的光脉冲占空比，对于 SSVEP 在脑机接口技术和医学临床诊断、治疗中的有效应用很有意义。

3.3　基于 H – H 神经元模型研究刺激参数变化对 SSVEP 幅度影响

3.3.1　基于 H – H 模型仿真研究神经元放电电流随刺激频率变化

基于单个放电神经元的 H – H 模型，仿真研究相同占空比、不同频率的方波刺激下神经元电流变化规律，如图 3 – 1 所示。图中，横坐标代表时间，纵坐标代表放电神经元的放电电流大小。

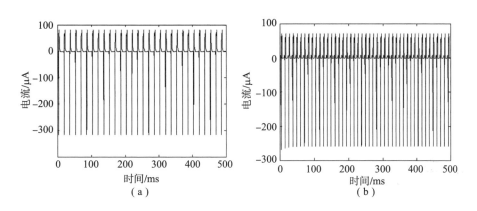

图 3 – 1　不同频率外刺激下神经元放电电流变化

(a) 5Hz；(b) 10 Hz

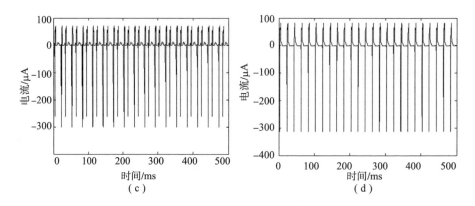

图3-1 不同频率外刺激下神经元放电电流变化（续）

(c) 15 Hz；(d) 20Hz

图3-1中放电神经元电流的幅值和刺激频率无关，因为对于相同的神经元而言，其放电动作电位的幅度是恒定的，不随外刺激参数的变化而变。但放电神经元的放电频率和刺激信号的频率密切相关：当刺激频率分别为5Hz、10Hz、15Hz和20Hz时，神经元电流在100ms内发放的脉冲个数依次为5、10、7和6个脉冲。由此可知，在一定频率范围内，神经元电流发放频率与刺激频率正相关，而超出这个范围，神经元电流发放频率与刺激频率负相关，总体呈现倒U形非线性关系。

3.3.2 神经元放电电流随刺激信号占空比的变化关系

基于单个放电神经元的H-H模型，仿真研究相同频率、不同占空比的方波刺激下神经元电流变化规律，如图3-2所示。

从图3-1和图3-2可以看出，放电神经元电流的幅值同样不受闪光刺激脉冲占空比影响，但神经元电流发放频率受占空比影响。不同占空比外刺激下的神经元电流（大小为100ms）发放频率分别是：10%占空比，神经元电流发放3个脉冲；20%占空比，发放7个脉冲；40%占空比，发

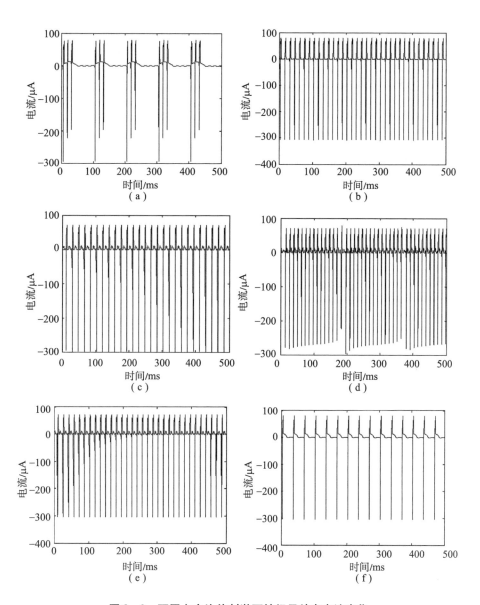

图 3 - 2　不同占空比外刺激下神经元放电电流变化

（a）占空比 10%；（b）占空比 20%；（c）占空比 40%；

（d）占空比 50%；（e）占空比 75%；（f）占空比 90%

放 6 个脉冲；50% 占空比，发放 8 个脉冲；75% 占空比，发放 7 个脉冲；90% 占空比，发放 3 个脉冲。这些结果说明刺激信号的占空比变化对神经元电流发放频率的影响关系存在多"窗口"变化关系。在每一个"窗口"内，均存在一个阈值，当占空比小于该阈值时，神经元放电个数和占空比成正比；超过该阈值时，神经元电流发放频率与占空比成反比。不同的"窗口"对应的阈值不一样。

3.3.3　周期性外刺激下大脑头皮电位计算模型

在周期性外刺激作用下，放电神经元可等效为一电流偶极子，由此可以计算大脑头皮电压[31]：

$$\phi_{AB} = \frac{I\omega}{4\pi\sigma}\left(2\frac{R-r_0}{r_p^3} + \frac{1}{R^2 r_p}\Big[R + \frac{Rr_0\cos\varphi - Rr_0}{R + r_p - r_0\cos\varphi}\Big]\right) \quad (3-12)$$

式中，I 为神经元电流幅值；ω 为电流发放频率；σ 为大脑电导率；r_p 为源点和场点间的距离；r_0 为等效电流偶极子到坐标原点的距离；φ 是等效电流偶极矩和场点位置矢量之间的夹角。

从式（3-12）可以看出，放电神经元在头皮表面产生的电位与神经元电流幅值和发放频率呈正比，即 $\phi_{AB} \propto \omega \times I$。对于相同的神经元而言，其电流放电幅值是一定的，故周期性信号刺激下大脑头皮电位的幅度主要取决于神经元放电的频率，且二者变化关系成正比。

3.4　小　　结

根据本章关于视觉刺激占空比对 SSVEP 影响的理论研究结果，以及基于 H-H 模型的仿真结果（图 3-1 和图 3-2），同时考虑大脑头皮电位的变化特性和视皮层神经元电流放电频率、幅度等参数取值的密切相关性，可归纳以下周期性外刺激信号诱发的大脑头皮电位变化具有以下变换规律。在本章所研究的参数取值条件下：

（1）大脑头皮电压随刺激信号占空比呈现多"窗口"变化关系，且在所研究的占空比变化范围内，50% 占空比的外刺激所诱发的大脑头皮电位的幅值最大；

（2）当频率大于 10Hz 时，大脑头皮电位与频率正相关；当频率小于 10Hz 时，头皮电位幅值与频率负相关，即大脑头皮电位随刺激频率的变化关系呈现倒 U 形窗口效应。

第4章

视觉通路模型的建立和研究

4.1 引　言

　　视觉是大脑接收外界信息的主要窗口，其赋予人类"看见"各种物体的能力。视觉过程包括对目标的定位、形状及颜色的辨认等复杂的神经机制。人体约有50%~60%的外部信息是通过视觉通路进入大脑的，同时大脑约有一半的皮层区域也参与了对视觉信息的分析和处理[32-34]。从生理角度讲，视觉通路，即视觉冲动传导通路，是一个复杂的光－电－化学机构。它起始于视网膜，终止于视皮层中枢。视觉通路由前视路和后视路两部分组成：前视路为视网膜通路，包括感受器细胞、双极细胞、神经节细胞等，主要完成光信号的接收和编码；后视路称为丘脑皮质通路，包括皮质细胞、锥体细胞等。后视路通过对前视路传输的信号进行译码，完成对光信号的响应。

以往对大脑的研究更多从微观和宏观两个层面来展开的。对大脑的微观研究即是对单个神经元进行分析、建模和仿真研究。微观研究模型主要有 H−H 模型、房室模型（Compartment model）、霍普菲尔德模型（Hopfield model）等[23,35-37]。对大脑的宏观研究从 20 世纪 80 年代开始，随着计算机处理数据能力的大幅提高，人们开始借助计算机对脑功能进行宏观研究，主要宏观研究方法有 EEG、脑磁图（Magnetoencephalography，MEG）、正电子发射断层扫描（Positron emission tomography，PET）以及功能磁共振成像（functional magnetic resonance imaging，FMRI）等[38-40]。其中 EEG 以安全无创、时间分辨率高、低成本而成为众多学者研究脑科学的主要方式。

因为相对简单，视皮层单个神经元对外刺激的编码响应已获得较多的研究结果[41]。然而，由于神经系统具有多层次性、复杂性，大脑的功能性实现是依靠不同区域神经元群的协同响应来完成的，故单纯微观地研究单个神经元群模型只能模拟大脑内部同类神经元的响应特性，却无法模拟脑电信号的空间特点。从宏观角度看，EEG 能够检测到头皮上一段时间内的电压变化，是脑区的联合响应的一个综合记录，但无法反映大脑内部如何对外刺激进行编码、传输和表达。

由于从微观和宏观角度测量难以有效通过检测来研究大脑的内部工作机制，近年有学者提出从介观的角度研究神经元群的功能特性[42-44]。所谓介观，即以介于微观和宏观之间的观点，采用集总参数的方法，针对相同种类神经元群协同电活动所反映出来的特性进行建模和研究，以达到更好帮助人们研究和理解视觉、听觉以及嗅觉等皮层信息处理的内部相关机制。由于神经元之间以生理学上相互连接的组织结构和刺激输入的时空特性为基础，可以自发动态地通过功能连接组成神经元集群，故当受到外界刺激时，信息将在该神经元集群搭建的神经通路中完成编码和传递[45-48]。

由于大脑对视觉信号的认知是通过视觉通路中各类功能不同的神经元群以协作的工作模式来完成的，因此目前已建立的单个神经元群模型为通过连接耦合多个神经元群来组成视觉通路模型提供了保障。

　　虽然目前人们对大脑的组织功能结构有一定的了解，但由于对大脑内部处于宏观和微观之间的介观组织运作机制尚未有清晰的认识，故目前对视觉通路模型的研究进展仍处于初级阶段。随着计算神经科学的飞速发展，对神经元群进行建模仿真将成为研究大脑组织功能结构、信息传输和编码的一个有效新途径。

　　SSVEP 是周期性视觉刺激下兴奋视皮层细胞群同时放电的结果，人们对此已经达成共识。因此基于神经元群这个介观层面，充分研究大脑内部神经元群之间的协同工作机制，建立基于神经元群的视觉通路模型，掌握视觉皮层神经元群的放电规律，这对掌握视觉刺激参数变化对 SSVEP 的影响规律是非常有意义的。研究周期性视觉刺激下 SSVEP 的变化规律，不仅需要从宏观和微观层次进行脑信息处理研究，还需要从神经元群这一介观层次来研究信息的编码和传输机制，将微观、介观和宏观结果有机结合起来。从介观角度，通过耦合多个神经元群建立视觉通路模型将有助于研究光刺激下视觉中枢的响应机制，使人们从脑电信号处理的角度来理解神经生理机制，对不同节律脑电信号处理方法的有效性提供有力的验证依据，为仿真和实验研究 SSVEP 在生物医学领域和 BCI 等工程应用提供理论指导。

4.2　视觉神经元的模型

　　随着数学理论和计算机技术的发展，神经元的建模仿真已成为学者们研究大脑生理组织结构、探索脑信息处理机制的新途径，为脑科学研究提供了新的思路。

目前神经元的建模研究主要分为两类：微观层次对单个神经元进行建模；介观层次对同一类神经元群进行建模。

4.2.1　单个神经元的微观模型

目前基于单个神经元角度建立的模型主要有 H – H 模型、Chay 模型[49]、Traub 模型[35]等，后两个模型是在 H – H 模型的基础上改进获得的进一步补充和改进。

在研究动作电位产生和传导的机制这一神经电生理学的基本问题方面，Hodgkin 和 Huxley 通过大量实验，发现生物电现象是由于细胞膜内外两侧存在离子浓度差而产生的，故其基于离子通道电导率的角度建立了神经细胞膜的电路模型。该模型主要由三种离子组成的可变电导以及神经细胞膜电容构成，通过基尔霍夫定律可求得代表神经元放电特性的方程，其计算如式（2 – 1）所示。

神经元的 Chay 模型和 Traub 模型是对 H – H 模型参数的进一步优化，更能真实反映单个神经元生理特性。微观模型是研究大脑单个神经元工作原理的一个有效方法，但大脑的功能性实现是大量神经元协同工作的结果，故仅仅研究单个神经元的微观模型难以充分反映大脑机制，因此研究神经群等效模型很有必要。

4.2.2　神经元群的介观模型

神经元群是大量功能相同或相近的神经元所形成的一个集群。当特定的神经元群基本同步放电时，它们从介观的角度看会呈现基本一致的状态[50]。神经元群能够模拟大脑的节律特性，反映大脑区域的活跃程度和功能状态。一个神经元群模型难以模拟脑电信号的空间特点，因此大量学者开始研究由不同性质的神经元集群构成的耦合神经元群。研究发现，耦合群模型的数量越多，仿真产生的波形越能体现大脑产生节律的机制，并更好反映神经网络耦合和神经节律之间的关系。

目前基于介观角度研究的神经元群模型有两类，其中一类是 Lopes Da Slive 提出的单通道脑电信号群模型[51]，另一类是 Oguztoreli 为模拟视觉信号传输过程中神经元放电特性而建立的[52]。

Lopes Da Slive 提出采用一个包含非线性函数的微分方程来描述兴奋性和抑制性神经元群，进而组成一个非线性动力学系统，以此来模拟大脑某个功能区域产生的节律化信号。Lopes Da Slive 的单通道神经元群模型如图 4 - 1 所示。

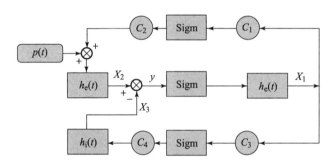

图 4 - 1　单通道神经元群模型

单通道神经元群模型可以用方程组（4 - 1）描述。

$$\begin{cases} \dot{x}_1 = x_4, \dot{x}_2 = x_5, \dot{x}_3 = x_6 \\ \dot{x}_4 = Aa\text{Sigm}(x_2 - x_3) - 2ax_4 - a^2x_1 \\ \dot{x}_5 = AaC_2\text{Sigm}(C_1x_1) - 2ax_5 - a^2x_2 + Aap \\ \dot{x}_6 = BbC_4\text{Sigm}(C_3x_1) - 2bx_6 - b^2x_3 \end{cases} \quad (4-1)$$

其中，神经元群输出为 $y = x_2 - x_3$。单通道模型只能模拟频谱较窄的一些脑电信号，如 α 波和 δ 波，然而实际脑电信号频谱很宽，如 β 波。文献 [53] 在单通道神经元群模型的基础上，耦合了更多的群模型，组成了多动态、多通道群模型，能够模拟更加复杂的脑电活动，如癫痫发病部位产生的高频信号。虽然改进后的神经群模型越来越接近脑区的真实活动，但这种群模型只能模拟响应部位的脑电活动，而不能完整地反映神经元从接收刺激到引起响应的全过程。

为此，本章在下面的研究中将采用 Oguztoreli 提出的神经群模型。该神经群模型主要模拟视觉通路过程中参与光信号传输的几类神经元。由于视觉信号在视觉通路传输过程中需要多种不同类型神经元的共同参与，故结合光传输通路生理学知识，对不同类型的神经元群实现耦合连接，以搭建完整的视觉通路，以便仿真视觉刺激信号从入射到大脑双眼直至引起视觉中枢响应的全过程，达到有效探讨外刺激参数变化与大脑响应之间的变化关系。

4.2.3　视觉通路模型的建立

因为完整的视觉通路模型是基于单个神经元群建立起来的，故下面首先仿真研究单个群模型在无耦合下的输出特性，并采用分岔理论对模型的部分参数进行动力学分析。

4.2.3.1　单个视觉神经元群等效计算模型

Oguztoreli 模型是为模拟视觉传输过程中神经元的放电特性而提出的。模型的输入主要由外部激励、邻近神经元群的激励或抑制以及自身兴奋性神经元和抑制性中间神经元组成，通过一个神经元胞体模型 S 函数，最终与神经元群输出的一阶导数构成一个反馈回路。对应的结构图如图 4 - 2 所示。

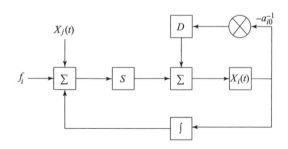

图 4 - 2　单个视觉神经元群等效计算模型

该结构图可以用如下形式的非线性常微分—积分方程表示：

$$a_{i0}^{-1}\frac{\mathrm{d}x_i(t)}{\mathrm{d}t} + x_i(t) = S\left\{ \begin{array}{l} f_1 + \sum_{j=1}^{n} c_{ij}x_j(t-\sigma_{ij}) \\ + \sum_{k=1}^{m} b_{ik}\int_{0}^{t} x_i(\tau)\mathrm{e}^{-a_{ik}(t-\tau)}\mathrm{d}\tau \end{array} \right\} \quad (4-2)$$

式中，$x_i(t)$ 为第 i 神经元群在 t 时刻的放电响应；f_1 为外界的输入，如闪光刺激；a_{i0} 为速率常数，表示第 i 神经元群的放电率从初始值到稳态值所产生阶跃变化的速率；b_{ik} 为第 i 神经元群的自兴奋（$b_{ik} > 0$）或自抑制（$b_{ik} < 0$）系数；c_{ij} 为第 j 神经元群对第 i 神经元群的耦合系数（$c_{ij} > 0$ 为激励，反之为抑制）；σ_{ij} 为信号从第 j 神经元群传输到第 i 神经元群的时延。神经元胞体模型 S 函数将平均膜电位转化为动作电位脉冲密度，可用如下数学表达式表示：

$$S(v) = \frac{1}{1 + \mathrm{e}^{-v}} \quad (4-3)$$

4.2.3.2　视觉通路计算模型的建立

视觉通路主要由视网膜通路和丘脑皮质通路组成。前一个通路主要对光信息编码，后一个通路完成对光信息的译码。在整个视觉通路上，主要有 8 类神经元参与电信号的传输。本章基于集总参数模型的思想，用单个视觉神经元群模型表示一类神经元，通过群模型之间的耦合系数，组成一个完整的反馈型视觉通路，如图 4-3 所示。

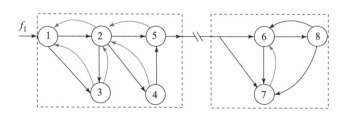

图 4-3　视觉通路计算模型

在图 4 – 3 所示的传输网络中，每一类神经元群用图中的一个圆圈表示。在左边方框区域中，①～⑤分别代表感受器细胞、双极细胞、水平细胞、无长突细胞和节细胞，这 5 类细胞构成了视网膜通路；在右边方框区域中，⑥～⑧分别代表皮质细胞、高尔基Ⅱ型细胞和视觉皮层内的锥体细胞，这 3 类细胞构成了丘脑皮质通路。神经元群之间的反馈如箭头所示，黑色箭头表示神经元群之间兴奋性传递，白色箭头表示神经元群之间抑制性反馈。结合单个视觉神经元群等效计算模型，可得整个传输网络的计算模型，如方程组（4 – 4）所示：

$$
\begin{cases}
a_{10}^{-1}\dfrac{dx_1(t)}{dt} + x_1(t) = S\left\{\begin{array}{c} f_1 + c_{12}x_2(t-\sigma_{12}) + c_{13}x_3(t-\sigma_{13}) + \\[2mm] b_{11}\displaystyle\int_0^t x_1(\tau)e^{-a_{11}(t-\tau)}d\tau \end{array}\right\} \\[10mm]
a_{20}^{-1}\dfrac{dx_2(t)}{dt} + x_2(t) = S\left\{\begin{array}{c} c_{21}x_1(t-\sigma_{21}) + c_{23}x_3(t-\sigma_{23}) + c_{24}x_4(t-\sigma_{24}) \\[2mm] c_{25}x_5(t-\sigma_{25}) + b_{21}\displaystyle\int_0^t x_2(\tau)e^{-a_{21}(t-\tau)}d\tau \end{array}\right\} \\[10mm]
a_{30}^{-1}\dfrac{dx_3(t)}{dt} + x_3(t) = S\left\{\begin{array}{c} c_{31}x_1(t-\sigma_{31}) + c_{32}x_2(t-\sigma_{32}) + \\[2mm] b_{31}\displaystyle\int_0^t x_3(\tau)e^{-a_{31}(t-\tau)}d\tau \end{array}\right\} \\[10mm]
a_{40}^{-1}\dfrac{dx_4(t)}{dt} + x_4(t) = S\left\{\begin{array}{c} c_{42}x_2(t-\sigma_{42}) + \\[2mm] b_{41}\displaystyle\int_0^t x_4(\tau)e^{-a_{41}(t-\tau)}d\tau \end{array}\right\} \\[10mm]
a_{50}^{-1}\dfrac{dx_5(t)}{dt} + x_5(t) = S\left\{\begin{array}{c} c_{52}x_2(t-\sigma_{52}) + c_{54}x_4(t-\sigma_{54}) + \\[2mm] b_{51}\displaystyle\int_0^t x_5(\tau)e^{-a_{51}(t-\tau)}d\tau \end{array}\right\}
\end{cases}
$$

$$\begin{cases} a_{60}^{-1}\dfrac{\mathrm{d}x_6(t)}{\mathrm{d}t} + x_6(t) = S\left\{ \begin{array}{c} c_{65}x_5(t-\sigma_{65}) + c_{67}x_7(t-\sigma_{67}) + c_{68}x_8(t-\sigma_{68}) + \\[2mm] b_{61}\displaystyle\int_0^t x_6(\tau)\left[\mathrm{e}^{-a_{61}(t-\tau)} + \mathrm{e}^{-a_{62}(t-\tau)}\right]\mathrm{d}\tau \end{array} \right\} \\[8mm] a_{70}^{-1}\dfrac{\mathrm{d}x_7(t)}{\mathrm{d}t} + x_7(t) = S\left\{ \begin{array}{c} c_{75}x_5(t-\sigma_{75}) + c_{76}x_6(t-\sigma_{76}) + c_{78}x_8(t-\sigma_{78}) + \\[2mm] b_{71}\displaystyle\int_0^t x_7(\tau)\left[\mathrm{e}^{-a_{71}(t-\tau)} + \mathrm{e}^{-a_{72}(t-\tau)}\right]\mathrm{d}\tau \end{array} \right\} \\[8mm] a_{80}^{-1}\dfrac{\mathrm{d}x_8(t)}{\mathrm{d}t} + x_8(t) = S\left\{ \begin{array}{c} c_{86}x_6(t-\sigma_{86}) + \\[2mm] b_{81}\displaystyle\int_0^t x_8(\tau)\left[\mathrm{e}^{-a_{81}(t-\tau)} + \mathrm{e}^{-a_{82}(t-\tau)}\right]\mathrm{d}\tau \end{array} \right\} \end{cases}$$

$$(4-4)$$

　　上述方程组是基于视觉通路传输网络得到的，其中涉及非线性微分 – 积分方程，主要采用牛顿迭代法求解。求解过程：首先将一个方程离散为时刻序列，进而求得从第 i 时刻到第 $i+1$ 时刻的系统响应；然后发现等式右侧存在积分，且与求解的 $i+1$ 时刻的响应有关，需对 $0\sim i+1$ 时刻的积分分解为 $0\sim i$ 时刻的积分与 $i\sim i+1$ 时刻的微小段积分和，即可构成一代数方程，如式（4 – 5）所示：

$$\alpha x_{j,i+1} + \beta x_{j,i} - L(g(x_{k,0\sim1}) + \gamma x_{j,i+1}) = 0 \qquad (4-5)$$

　　对其余方程进行同样操作后，可整理出包含 $i+1$ 时刻响应未知量的 8 个非线性代数方程组。对于这样的代数方程组，采用牛顿迭代法求解，如下式所示：

$$X = \left[x_{L,i+1}, x_{L,i+2}, x_{L,i+3}, x_{L,i+4}, x_{L,i+5}, x_{L,i+6}, x_{L,i+7}, x_{L,i+8},\right]^{\mathrm{T}} \qquad (4-6)$$

式中，L 为牛顿迭代循环，迭代精度为 0.0001；X 为 8 个微分方程的代数方程组。这样求解得到每个 x 的 $i+1$ 时刻的响应，然后时刻往前推一步，以同样的方法计算 $i+2$ 时刻的响应。仿真程序流程如图 4 – 4 所示。

　　视觉通路模型的部分参数初始值设置如表 4 – 1 所示。

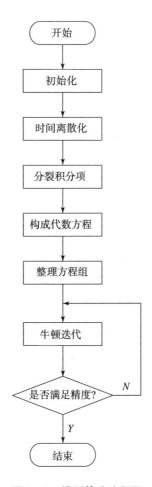

图4-4 模型算法流程图

表4-1 模型参数的生理学意义及其典型值

参数	生理意义	典型值
a_{ij}	速率常数，表示神经元群的放电率从初始值到稳态值所产生阶跃变化速率	$a_{i0} = 100 ; a_{i1} = 10 (i \in N^+, i < 9)$； $a_{i2} = 30 (i = 6,7,8)$
b_{ij}	神经元群的自兴奋（$b_{ik} > 0$）或自抑制（$b_{ik} < 0$）系数	$b_{11} = -20\ 000; b_{21} = -15\ 000; b_{31} = -12\ 500$； $b_{41} = -10\ 000; b_{51} = -7\ 500; b_{61} = -100\ 000$； $b_{71} = -50\ 000; b_{81} = -30\ 000$

续表

参数	生理意义	典型值
c_{ij}	神经元群间的耦合系数，$c_{ij} > 0$，为激励，反之抑制	$c_{12} = c_{13} = c_{24} = c_{25} = c_{32} = -1$； $c_{21} = c_{23} = c_{31} = c_{42} = c_{52} = c_{54} = 10$； $\sigma_{12} = \sigma_{13} = \sigma_{21} = \sigma_{23} = \sigma_{24} = \sigma_{25} = 0.3$； $c_{67} = -30$；$c_{75} = 1$
σ_{ij}	电信号在神经元群之间的传递时延	$\sigma_{31} = \sigma_{32} = \sigma_{42} = \sigma_{52} = \sigma_{54} = \sigma_{67} = 0.003$； $\sigma_{68} = \sigma_{76} = \sigma_{78} = \sigma_{86} = 0.003$； $\sigma_{75} = 0.005$
f_1	外刺激频率	

光感受器是视觉通路中唯一对光敏感的神经元，所有其他神经元均是通过与光感受器的直接或间接的突触联系产生对光的反应，因而在整个传输网络计算方程组中，代表外界输入的光刺激 f_1 只作用于感受器细胞群。

4.3　视觉通路中各神经元群在无耦合下的仿真

上一节建立了视觉通路计算模型，构成了视觉信息传递的一个完整通路。为验证各神经元群的功能特性，本节基于建立的视觉通路模型，采用上述算法流程，对各神经元群在无耦合条件下的输出进行仿真。设置仿真时长 $T = 12\,\text{s}$，在 $t = 0$ 时刻加入正弦电流来模拟光刺激，其中 $f_1 = \rho\sin(2\pi\omega t)$，$\rho = 50$，$\omega = 3\text{Hz}$。仿真结果如图 4-5 所示。

从图 4-5 可以看出，在耦合系数等于零时，各个神经元群对输入的刺激呈现出脉冲振荡响应。感受器细胞群、双极细胞群、水平细胞群、无长突细胞群、皮质细胞群、高尔基Ⅱ型细胞群的响应呈现了正弦包络，振幅较平滑；神经节细胞群和锥体细胞群幅值波动较大，两者主要参与了视觉信号传递过程中的编码和译码。

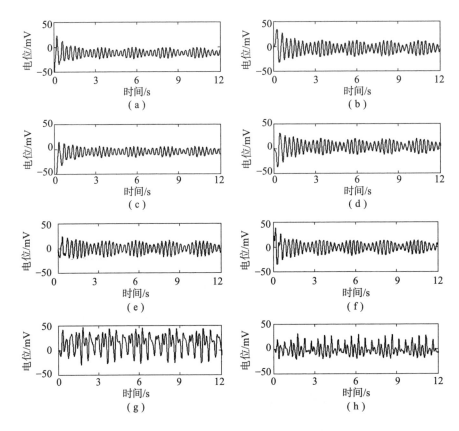

图 4 - 5　各个神经元群在无耦合下的仿真结果

（a）感受器细胞群响应；（b）双极细胞群响应；（c）水平细胞群响应；（d）无长突细胞群响应；
（e）皮质细胞群响应；（f）高尔基Ⅱ型细胞群响应；（g）神经节细胞群响应；（h）锥体细胞群响应

　　由神经元的电生理特性可知，对于单个神经元而言，外光刺激作用使
视皮层神经元放电而产生动作电位，放电动作电位是随时间变化的阵列脉
冲。本章采用集总参数模型，研究由相同区域内大量同类神经元在不同时
刻上的联合放电现象，它们在时域上表现的是放电序列的叠加，因此表现
出连续的振荡脉冲响应。该理论分析结果和本节仿真结果是一致的，证明
所建立的视觉通路模型可用于分析周期性视觉刺激信号参数变化对 SSVEP
特性的影响。

4.4　视觉模型的动力学分析

对于某些确定的非线性系统，当系统中一个或几个参数发生变化时，系统的输出特性发生质的变化，通常伴随着系统的平衡点出现与消失、极限环的变化、混沌的产生等，这种现象即为分岔现象。神经元群动力学特性与大脑皮层节律性电活动密切相关，平衡点与极限环分别对应于神经元群的静息态和周期性振荡电活动，因而是研究群模型稳定特性的重要手段[54]。由于本章所建立的视觉通路的计算模型具有明显的非线性特性，因此采用分岔理论对其进行动力学分析。

整个视觉传输网络分为视网膜通路和丘脑皮质通路，连接两个通路的神经元群分别为神经节细胞以及皮质细胞，二者之间通过耦合系数 c_{65}、传递时延 σ_{65} 相连接，使得两个通路完成信息的传递。由于神经元群之间所连接的突触可塑性的影响，因而耦合系数、传递时延是动态变化的，其对视觉通路模型的动力学特性具有重要影响。本节主要通过采用余维一分岔理论分别研究上述两个参数的可塑性对模型动力学特性的变化规律。

如方程组（4-4）所示，视觉通路的 8 个神经元群的输出分别为变量 $x_1, \cdots x_8$，设 $X = [x_1, x_2, x_3, x_4, x_5, x_6, x_7, x_8]^T$，则整个计算模型可表示为 $\dot{X} = [X, c_{65}, \sigma_{65}]^T$，通过求解 $\dot{X} = 0$ 得出方程的平衡点，进而得到输出 x_8 的隐函数表达式，通过求解该表达式得到方程在参数变化时的一系列平衡点，并拟合成平衡点曲线。为确定系统在平衡点处稳定或振荡与否，需求解平衡点处的雅可比矩阵。具体的数学求解过程借助于 MATLAB 7.11 工具包中的分岔软件 MATCONT 来实现。

4.4.1　视网膜通路和丘脑皮质通路耦合系数的分岔分析

以视网膜通路和丘脑皮质通路耦合系数 c_{65} 作为变量，其分岔图如

图 4 - 6 所示。图中实线部分为稳定的平衡点，虚线部分为不稳定的平衡点，实线和虚线连接处存在两个鞍结分岔点 $LP1$ 和 $LP2$，点 H 为超临界霍普夫分岔点。由非线性理论可知，超临界霍普夫分岔点可产生稳定的极限环，也就是正常的节律振荡。从图中发现，还存在一个极限环鞍结分岔点 LPC，霍普夫分岔点 H 与极限环鞍结分岔 LPC 之间呈现稳定的振荡，经过 LPC 之后，稳定的振荡变成异常振荡。

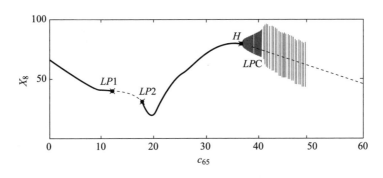

图 4 - 6　耦合系数 c_{65} 的分岔图

图 4 - 6 呈现的分岔图中特征点 $LP1$、$LP2$、H 和 LPC 所对应的耦合系数 c_{65} 的值分别为 13.46、17.84、37.52 和 42.09。以这 4 个值为界，把整个坐标轴划分为 5 个区域，分别在这 5 个区域内取值进行仿真，整个模型的输出呈现出了单稳态、双稳态、正常节律振荡、异常节律振荡多种复杂输出。如图 4 - 7 所示。

从图 4 - 7 可以看出，当 c_{65} < 13.46 时，视觉通路只有一个平衡点，输出为一条直线，呈现单稳态；当 13.46 ≤ c_{65} ≤ 17.84 时，视觉通路具有两个平衡点，输出为两条直线，呈现双稳态；当 17.84 < c_{65} ≤ 37.52 时，视觉通路只有一个平衡点，输出为一条直线，呈现单稳态；当 37.52 < c_{65} ≤ 42.09 时，视觉通路不存在平衡点，但输出为正常节律振荡；当 c_{65} > 42.09 时，视觉通路输出为异常节律振荡。

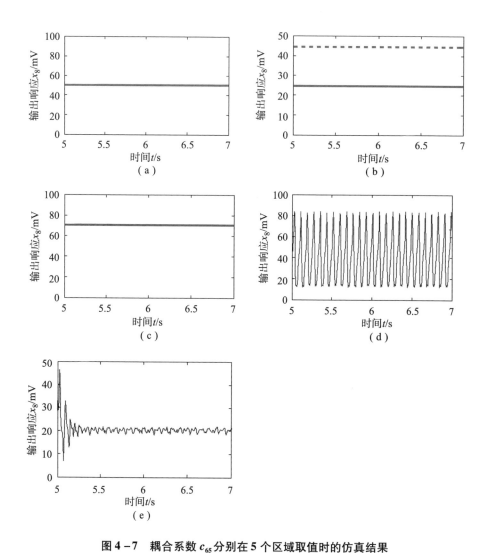

图 4-7　耦合系数 c_{65} 分别在 5 个区域取值时的仿真结果

（a）$c_{65}=12$；（b）$c_{65}=15$；（c）$c_{65}=30$；（d）$c_{65}=40$；（e）$c_{65}=50$

4.4.2　视网膜通路和丘脑皮质通路时延系数的分岔分析

以视网膜通路和丘脑皮质通路时延系数 σ_{65} 作为变量，其分岔图如图 4-8 所示。图中实线部分为稳定的平衡点，虚线部分为不稳定的平衡点，实线和虚线连接处存在一个鞍结分岔点 *LP*，点 *H* 为超临界霍普夫分岔点。由非线性理论可知，超临界霍普夫分岔点可产生稳定的极限环，也就是正常的节律振荡。从图中发现，还存在一个极限环鞍结分岔点 *LPC*，霍普夫分岔点 *H* 与极限环鞍结分岔点 *LPC* 之间呈现稳定的振荡，经过 *LPC* 之后，稳定的振荡变成异常振荡。

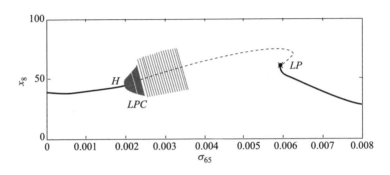

图 4 - 8　时延系数 σ_{65} 的分岔图

图 4 - 8 呈现的分岔图中特征点 *H*、*LPC*、*LP* 所对应的时延参数 σ_{65} 的值分别为 0.001 96、0.002 44、0.005 82。以这 3 个值为界，把整个坐标轴划分为 4 个区域，分别在这 4 个区域内取值进行仿真，整个模型的输出呈现出了单稳态、正常节律振荡、异常节律振荡多种复杂输出，如图 4 - 9 所示。

从图 4 - 9 可以看出，当 σ_{65} < 0.001 96 时，视觉通路只有一个平衡点，输出为一条直线，呈现单稳态；当 0.001 96 $\leqslant \sigma_{65} \leqslant$ 0.002 44 时，视觉通路具有一个平衡点，且输出为正常节律振荡；当 0.002 44 < σ_{65} < 0.005 82 时，视觉通路不存在平衡点，输出为异常节律振荡；当 $\sigma_{65} \geqslant$ 0.005 82 时，视觉通路存在一个平衡点，输出为一条直线，呈单稳态。

从以上分析可知，视觉通路模型是一个复杂的非线性系统，其动力学特性主要体现在单稳态、双稳态、正常节律振荡以及异常节律振荡等几种形式。通过对视网膜通路和丘脑皮质通路之间的耦合系数、时延参数的余维一分岔分析，得到了各自所对应的单参数区间，同时仿真结果也验证了分岔分析的正确性和有效性。结合分析结果，在下面第 5 章的仿真研究

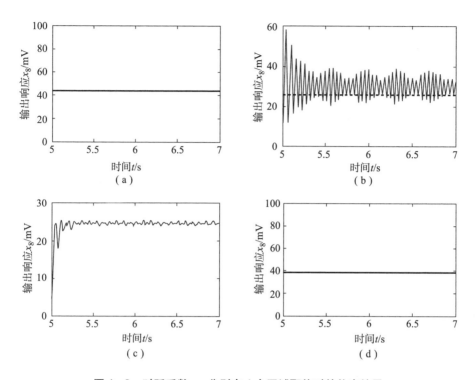

图 4 - 9　时延系数 σ_{65} 分别在 4 个区域取值时的仿真结果

（a）$\sigma_{65} = 0.001\,8$；（b）$\sigma_{65} = 0.002\,2$；（c）$\sigma_{65} = 0.004\,5$；（d）$\sigma_{65} = 0.006\,5$

中，将选择 $c_{65} = 40, \sigma_{65} = 0.002\,2$。

4.5　小　　结

　　本章通过对单个神经元群的研究，结合光传输通路，扩展为整个视觉传输网络，建立了视觉通路等效计算模型。仿真研究了各个神经元群在无耦合下的输出响应，结果表明单个神经元群能完整地体现大脑区域神经元联合放电活动。采用分岔理论分析了视网膜通路和皮质通路的连接系数，确立了各自的参数区间，为下一章基于视觉通路模型研究刺激光脉冲参数对 SSVEP 特性影响的仿真研究奠定了基础。

第 **5** 章

基于视觉通路模型研究视觉刺激参数变化对 SSVEP 影响

5.1 引　言

第 3 章基于视皮层放电神经元的等效电流偶极子模型以及傅里叶变换，从理论上研究了不同占空比的周期性视觉刺激对 SSVEP 幅频特性的影响。本章将基于第 4 章所建立的视觉模型通路模型，分别仿真和实验研究不同占空比和不同频率的周期性视觉刺激对 SSVEP 幅频特性的影响，并将理论、仿真和实验结果进行比较，对所建立的视觉通路模型的适用性进行验证。

5.2　不同参数闪光刺激下 SSVEP 变化仿真研究

本节主要基于第 4 章所建立的视觉通路模型，分别仿真研究不同频率和不同占空比的视觉刺激引起视皮层锥体神经元群的响应。

5.2.1 相同频率、不同占空比的方波刺激

选取固定频率8Hz、占空比变化范围为5%~95%（间隔5%）的方波作为输入刺激：$f_1 = 100\text{square}(2 * \pi * \omega, \tau) + 100$，其中$\omega = 8$，$\tau$表示占空比，通过对视觉通路计算方程求解得到输出$x_8(t)$的幅值响应。如图5-1所示。

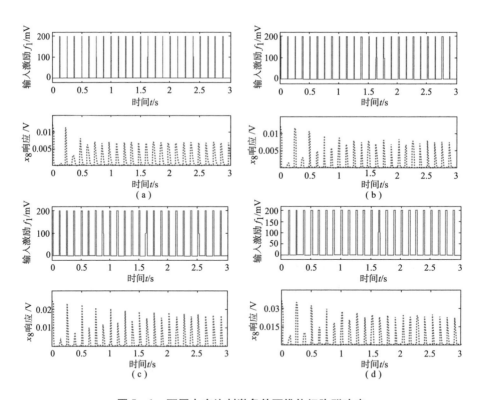

图5-1 不同占空比刺激条件下锥体细胞群响应

（a）5%；（b）10%；（c）15%；（d）20%

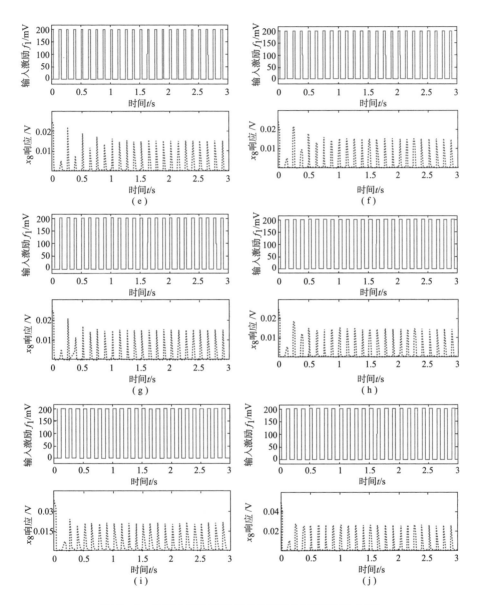

图 5 -1　不同占空比刺激条件下锥体细胞群响应（续）

（e）25%；（f）30%；（g）35%；（h）40%；（i）45%；（j）50%

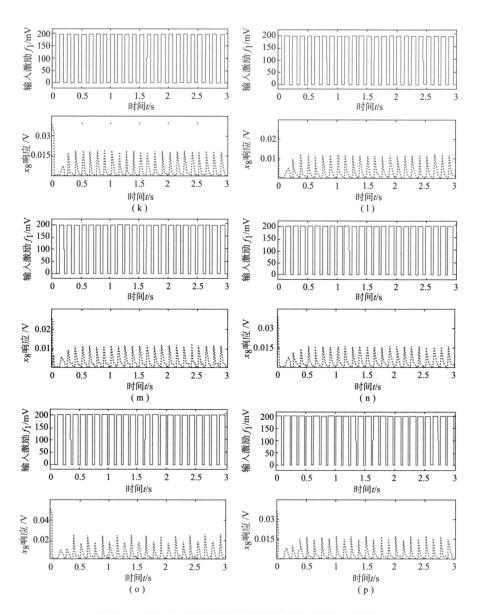

图5-1 不同占空比刺激条件下锥体细胞群响应（续）

（k）55%；（l）60%；（m）65%；（n）70%；（o）75%；（p）80%

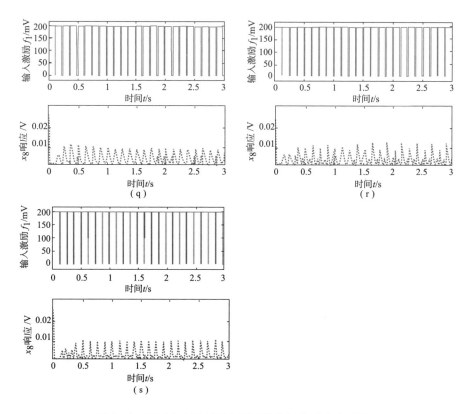

图 5 - 1　不同占空比刺激条件下锥体细胞群响应（续）

（q）85%；（r）90%；（s）95%

从图 5 - 1 可以看出，在输入频率为 f_1 刺激信号后，信号通过视觉通路的传输，最终到达锥体细胞群，诱发振荡脉冲响应，单位时间内出现的脉冲数与刺激频率基本一致。从纵坐标值可以看出，刺激信号的占空比不同，锥体细胞群响应的幅值存在差异。在占空比为 5% ~ 80% 的方波刺激下，响应波形呈现为单峰脉冲振荡；在占空比为 85% ~ 95% 的方波刺激下，响应波形呈现了多峰脉冲振荡，且有一定的拖尾现象。为清晰看出响应幅值随占空比的变化情况，计算各响应的平均幅值，如图 5 - 2 所示。

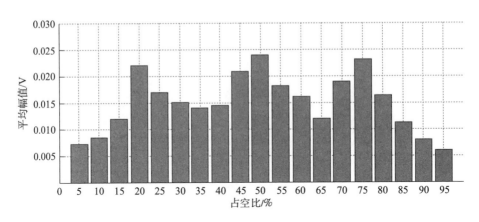

图 5 - 2 不同占空比条件下锥体细胞群响应的平均幅值

图 5 - 2 表明，随着占空比的增加，SSVEP 响应的幅值呈现出了多"窗口"效应：

（1）占空比在 5% ~ 30% 的范围内，当占空比小于 20% 时，其幅值随占空比的增加而增加；当占空比超过 20%，其幅值随占空比的增加而减少，在占空比为 20% 处达到最大值。

（2）占空比在 35% ~ 60% 范围内，当占空比小于 50% 时，其幅值随占空比的增加而增加；当占空比超过 50%，其幅值随占空比的增加而减少，在占空比为 50% 处达到最大值。

（3）占空比在 65% ~ 95% 范围内，当占空比小于 75% 时，其幅值随占空比的增加而增加；当占空比超过 75%，其幅值随占空比的增加而减少，在占空比为 75% 处达到最大值。

为研究占空比变化对响应频谱的影响，对输出响应信号进行频谱分析，结果如图 5 - 3 所示。

图 5 - 3 反映了相同频率、不同占空比方波刺激下锥体细胞群响应的频谱特性（共 19 组）。可以看出，在占空比为 10% ~ 30% 的刺激下，频率响应分别在 4Hz、12Hz 和 20Hz 等处出现了明显的次谐波（频率为 $\frac{\omega}{2} * N$，$N = 1，3，5，7，\cdots，\omega$ 为刺激频率）；在占空比为 45% ~ 65% 的刺激下，

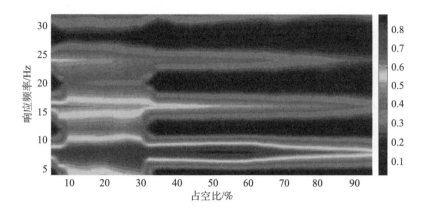

图 5 - 3　不同占空比刺激条件下锥体细胞群响应的频谱图

频率响应的一次谐波幅值尤为明显。为更清晰表达各谐波幅值随占空比增加的变化情况，对各次谐波幅值归一化，变化曲线如图 5 - 4 所示。

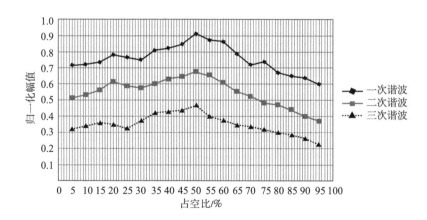

图 5 - 4　不同占空比条件下锥体细胞群各次谐波对应的归一化幅值

　　图 5 - 4 描述了不同占空比刺激下响应的一次、二次和三次谐波的幅值分布。可以看出，随着占空比的增加，各次谐波的幅值同样出现了"窗口"效应，且在 50% 占空比处幅值最高；二次、三次谐波的幅值均小于一次谐波的，这与理论上能量的分布规律是相符的。

5.2.2　相同占空比、不同频率的方波刺激

选取占空比为 50%、频率变化范围为 2～20Hz（间隔为 2Hz）的方波作为输入刺激；$f_1 = 100\text{square}\,(2*\pi*\omega,\,\tau)+100$，其中 $\tau = 50$，ω 表示频率。通过对视觉通路计算方程求解得到输出 $x_8(t)$ 的幅值响应。如图 5－5 所示。

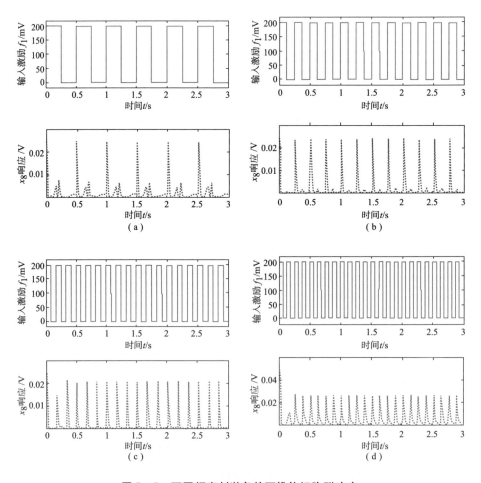

图 5－5　不同频率刺激条件下锥体细胞群响应

（a）2Hz；（b）4Hz；（c）6Hz；（d）8Hz

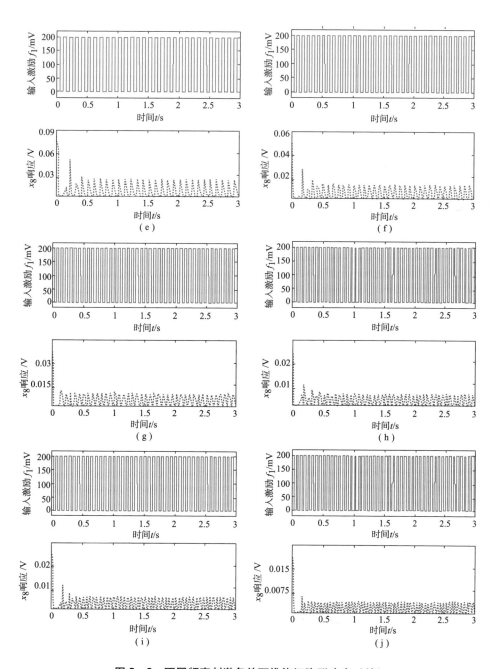

图 5-5　不同频率刺激条件下锥体细胞群响应（续）

（e）10Hz；（f）12Hz；（g）14Hz；（h）16Hz；（i）18Hz；（j）20Hz

图 5-5 中，图（a）~（j）对应的刺激频率分别为 2Hz、4Hz、6Hz、8Hz、10Hz、12Hz、14Hz、16Hz、18Hz 和 20Hz。从图可以看出，同一占空比的方波刺激下，随着刺激频率的增加，响应波形逐渐达到稳定振荡，单位时间内波形的重复出现次数增加。从神经元放电特性可知，刺激频率的增加意味着每次刺激时间和刺激间隔的缩短，进而神经元单位时间内发放的动作电位个数增加，波形就越密集，单位时间内出现的脉冲数与刺激频率基本一致。为更清晰分析响应幅值随频率的变化情况，给出各响应平均幅值随刺激频率的变化曲线图，如图 5-6 所示。

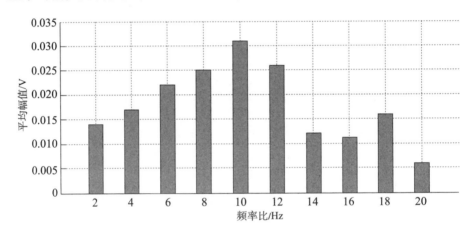

图 5-6　不同频率条件下锥体细胞群输出响应的平均幅值

图 5-6 呈现了不同频率的方波刺激下神经元群响应幅值随刺激频率的变化规律。可以看出，在 2~20Hz 范围内，随着频率的增加，响应幅值总体呈现先增大后减小的趋势，在 10Hz 处幅值最大。为研究频率对响应频谱能量分布的影响，对输出响应进行频谱分析，结果如图 5-7 所示。

图 5-7 表明，在刺激频率为 8~12Hz 区间内，响应幅值较高；在 12Hz 以后，响应幅值较低。刺激频率范围内的响应幅值主要集中在刺激频率的一次谐波处。为更清晰表达各次谐波幅值随频率增加的变化情况，对其各次谐波幅值进行归一化，其随刺激频率变化曲线如图 5-8 所示。

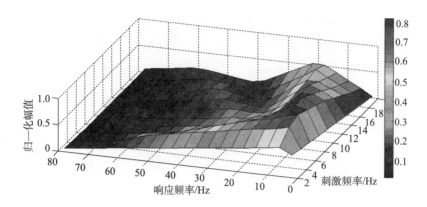

图 5 - 7　不同频率刺激条件下锥体细胞群响应的频谱图

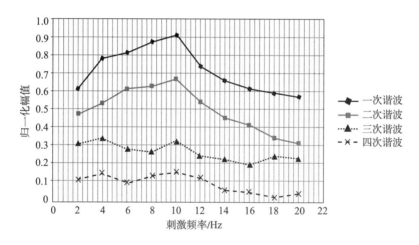

图 5 - 8　神经元群响应各次谐波幅值（归一化）随刺激频率变化曲线

图 5 - 8 为不同频率刺激下响应的一次、二次、三次和四次谐波的幅值分布图。当频率小于 10 Hz 时，一次、二次谐波的幅值随频率的增加而增大；当频率大于 10 Hz 时，一次、二次谐波的幅值随频率的增加而减小；频率为 10 Hz 时，一次、二次谐波为峰值。三次谐波的幅值较低，随频率没有明显的变化趋势，四次谐波在 14 Hz 之后基本消失。

本节基于第 4 章所建立的视觉通路计算模型，分别仿真研究了占空比、频率等刺激参数变化对神经元群输出响应幅值的影响，并从频谱能量

的角度分析了各次谐波的分布情况。结果表明:

(1) 同一频率的方波刺激下,神经元群的响应幅值随占空比变化呈现出多"窗口"效应,分别在占空比 20%、50% 和 75% 处取得极大值;

(2) 同一占空比的方波刺激下,神经元群响应幅值随频率变化呈现倒 U 形的非线性关系,在刺激频率为 10Hz 时响应幅值为最大值。

5.3 实验研究不同参数刺激下 SSVEP 的时频变化特性

本节分别实验研究不同占空比和不同频率的闪光方波信号刺激下的 SSVEP 频谱变化特性,将实验结果与 5.2 节的仿真结果进行比较,以验证第 4 章所建立视觉通路模型的有效性。

5.3.1 实验系统和实验方法

5.3.1.1 实验系统

实验所采用的仪器主要有脑电信号采集设备、计算机、方波发生器以及护目镜,其中方波发生器和护目镜组成了外光脉冲发生器。受试者佩戴脑电帽检测 SSVEP,信号最终传输至计算机端。实验流程如图 5-9 所示。

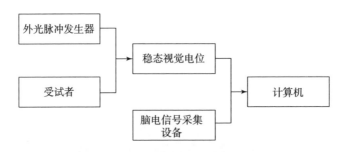

图 5-9 SSVEP 信号采集流程图

采用美国 BIOPAC 公司生产的 MP150 多导电生理信号记录仪,配有可供线上记录、线下分析的可视化软件 ACQKNOWLEDGE 4.0。该仪器主要由 MP150 主机、脑电采集帽、EEG、EOG 等信号放大模块组成,放大增益为 5 000 ~ 50 000,配有屏蔽线,抗电磁干扰能力强,能够在日常环境下进行实验。计算机与 MP150 主机通过网线连接,通过 ACQ4.0 软件实时记录脑电采集帽输出的脑电信号,最后以.acq 文件格式存储原始的脑电波形。

光脉冲发生器主要由内置 LED 灯的护目镜和型号为 MHS2300A 的 DDS 信号发生器组成,后者为前者提供闪光刺激方波信号所需的驱动电平。该信号发生器可调节闪光刺激信号的强度、波形、频率、占空比和相位等。实验系统实物图如图 5 – 10 所示。

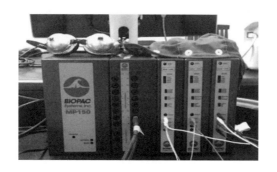

图 5 – 10　实验系统实物图

5.3.1.2　实验对象与环境

实验选择 6 名在校研究生作为受试者,其中 4 男 2 女,平均年龄 26 岁,无任何药物史和脑神经类疾病,受试者有实验知情权。由于实验中涉及光线,为最大化减小外部环境的影响,SSVEP 信号的采集时间选择夜晚,且实验进行过程中,室内保持黑暗、安静,温度适宜,关闭手机,避免电磁干扰。

5.3.1.3 实验方案

在实验前的 3h 内，受试者需洗净头皮，保持面部干净，休息充足，以达到较好的精神状态。受试者以最舒服的姿势坐在实验椅上，穿戴脑电帽、护目镜，并被告知实验过程安全无害。参考国际 10/20 系统选择实验电极测量点，枕区 O_1、O_2 点作为测量负极，中央区 Fz 作为测量正极，左耳垂作为公共接地电极；为在后续的数据处理中消除眼电干扰，选择 EEG 信号放大模块检测 SSVEP，用 EOG 信号放大模块采集实验中的眼电信号。

为便于和上一节仿真结果进行比较，实验过程中护目镜发出的闪烁光方波信号与仿真中的刺激参数保持一致，即完成两个不同刺激条件下的 SSVEP 实验：

（1）频率 8Hz、占空比为 5% ~ 95%（间隔 5% 变化）的闪光方波刺激；

（2）占空比 50%、频率为 2 ~ 20Hz（间隔 2Hz 变化）的闪光方波刺激。

光照强度统一为 50lux，采样率 5 000Hz。实验设置空白对照组，记录受试者无刺激时的稳态电位。闪光刺激时长为 30s，每组实验重复 3 次，刺激间隔为 2min。

5.3.2 结果和分析

分别对不同占空比和不同频率闪烁光方波信号刺激下 SSVEP 的实验数据进行时频分析。其中时域分析采用数据统计软件 SPSS19.0 计算均值和方差，并与对照组的数据进行 t 检验分析；频域分析采用功率谱密度法。

5.3.2.1 相同频率、不同占空比光脉冲刺激下的 SSVEP 变化特性

基于上述实验系统和方案，采集到频率为 8Hz、不同占空比（5% ~

95%，间隔5%变化）的方波刺激下的 SSVEP 的数据。在 ACQ 4.0 平台上移除每组数据的伪迹，去除 EOG 模块采集到的眼电信号，并采用0.5～80Hz 的带通滤波器处理。时域变化波形如图 5–11 所示。

图 5–11（a）～（e）表示受试者 A 分别在占空比为20%、40%、60%以及80%闪光刺激下的 SSVEP 和无刺激下的 EEG 时域波形。

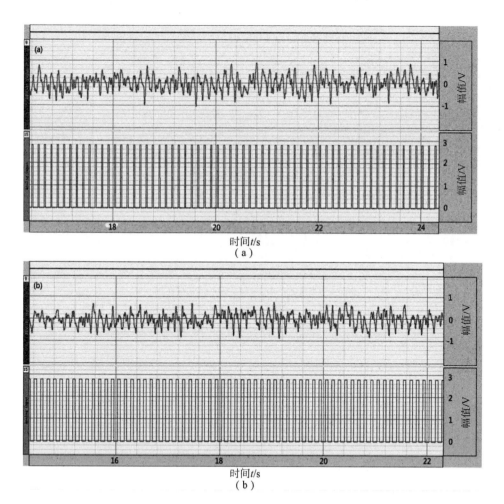

图5–11　受试者 A 在不同占空比光脉冲刺激条件下的 SSVEP 波形

（a）占空比20%；（b）占空比40%

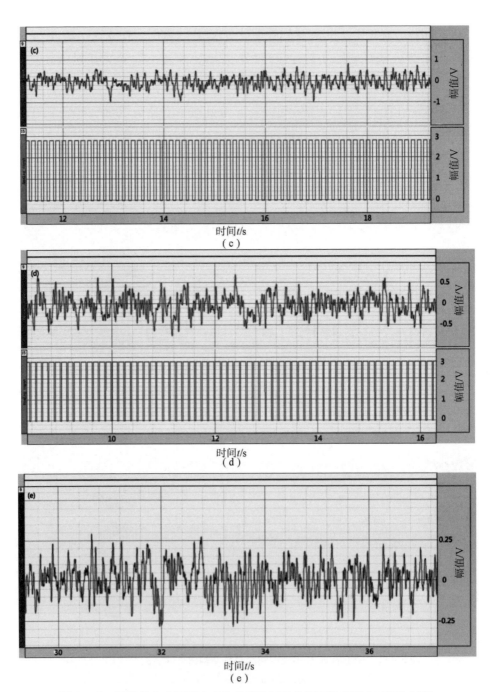

图 5 – 11 受试者 A 在不同占空比光脉冲刺激条件下的 SSVEP 波形（续）

（c）占空比 60%；（d）占空比 80%；（e）无刺激

从图 5 - 11 可以看出，频率固定、占空比不同的闪光刺激诱发的 SSVEP 的幅值明显不同，且幅值均高于无刺激对照组。将结果进行 t 检验分析，如表 5 - 1 所示。

表 5 - 1 不同占空比光脉冲刺激作用下 SSVEP 的幅度（绝对值）平均值与统计分析

占空比	A	B	C	D	E	F	$\bar{x} \pm s$	t 检验
无刺激	0.462	0.483	0.518	0.537	0.446	0.417	0.477 ± 0.045	—
5%	0.544	0.536	0.495	0.562	0.587	0.606	0.555 ± 0.039	$P < 0.01$
10%	0.578	0.549	0.654	0.664	0.589	0.591	0.604 ± 0.045	$P < 0.01$
15%	0.631	0.702	0.651	0.723	0.707	0.686	0.683 ± 0.035	$P < 0.01$
20%	0.745	0.771	0.816	0.854	0.763	0.834	0.797 ± 0.044	$P < 0.01$
25%	0.625	0.716	0.643	0.682	0.694	0.747	0.685 ± 0.045	$P < 0.05$
30%	0.647	0.712	0.705	0.628	0.663	0.731	0.681 ± 0.041	$P < 0.05$
35%	0.743	0.685	0.725	0.647	0.714	0.688	0.700 ± 0.034	$P < 0.01$
40%	0.761	0.697	0.674	0.768	0.706	0.656	0.710 ± 0.046	$P < 0.01$
45%	0.802	0.797	0.769	0.832	0.752	0.824	0.796 ± 0.031	$P < 0.01$
50%	0.832	0.846	0.793	0.961	0.869	0.874	0.863 ± 0.056	$P < 0.05$
55%	0.806	0.721	0.849	0.795	0.856	0.862	0.815 ± 0.054	$P < 0.05$
60%	0.768	0.842	0.776	0.739	0.862	0.827	0.802 ± 0.048	$P < 0.05$
65%	0.779	0.694	0.783	0.791	0.726	0.741	0.752 ± 0.038	$P < 0.05$
70%	0.834	0.846	0.852	0.785	0.769	0.806	0.815 ± 0.034	$P < 0.05$
75%	0.847	0.839	0.877	0.932	0.862	0.924	0.880 ± 0.039	$P < 0.05$
80%	0.648	0.701	0.652	0.687	0.742	0.691	0.687 ± 0.035	$P < 0.01$
85%	0.608	0.647	0.663	0.654	0.676	0.671	0.653 ± 0.025	$P < 0.05$
90%	0.627	0.581	0.543	0.576	0.539	0.545	0.569 ± 0.034	$P < 0.05$
95%	0.569	0.571	0.537	0.508	0.524	0.531	0.540 ± 0.025	$P < 0.01$

表 5 - 1 表示 A、B、C、D、E、F 6 位受试者在不同占空比闪光刺激下的 SSVEP 值。经过 t 检验分析，所有实验组与无刺激对照组均存在显著性差异，具有统计学意义。图 5 - 12 为 6 个受试者的 SSVEP 幅度（绝对

值）的平均值与占空比之间的变化关系曲线。

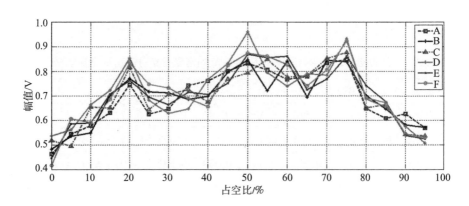

图 5 – 12　不同占空比光脉冲作用下 6 个受试者 SSVEP
（取绝对值）的平均值变化曲线

图 5 – 12 中占空比为 0 表示无刺激时的 EEG 幅值。可以看出，6 名受试者在光脉冲刺激后的 SSVEP 幅度随不同占空比变化呈现出多"窗口"效应。其中 20% 的占空比时 6 名受试者的 SSVEP 幅值均出现极大值；5 名受试者在 50%、75% 的占空比处幅值也出现极大值。由此推断，占空比为 20%、50%、75% 的光刺激能诱发较强的 SSVEP，这与上一节基于视觉通路模型仿真结果是一致的。

对不同占空比闪光刺激下采集到的 SSVEP 数据进行频谱分析。由于 SSVEP 的三次以上高次谐波所占能量很小，故这里侧重考虑 SSVEP 一次、二次和三次谐波能量的分布情况，结果如图 5 – 13 所示。

图 5 – 13 是随机选择的 2 名受试者 A 和 C 在不同占空比刺激下 SSVEP 的频谱图。可以看出，在所研究的光脉冲占空比变化范围内，SSVEP 响应的频谱能量主要集中在一次谐波（8Hz）、二次谐波（16Hz）处。其中 40% ~ 60% 的占空比刺激下所产生的一次谐波幅值尤为明显，与上一节的仿真结果一致。

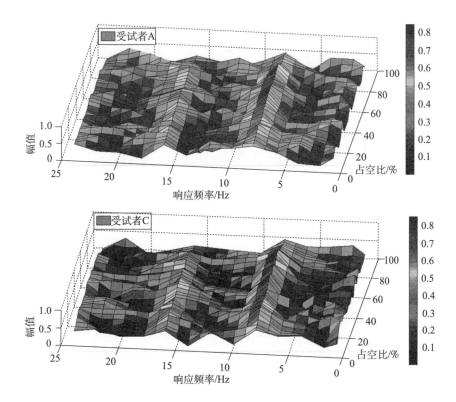

图 5 - 13　受试者 A 和 C 在不同占空比闪光刺激下 SSVEP 的频谱图

5.3.2.2　相同占空比、不同频率刺激下的 SSVEP 变化特性

采集在占空比为 50% 、频率分别在 2 ~ 20Hz 中取值（间隔 2Hz）的闪光方波刺激下的 SSVEP。在 ACQ 4.0 平台上移除每组数据的伪迹，去除 EOG 模块采集到的眼电信号，并采用 0.5 ~ 80Hz 的带通滤波器处理。时域变化波形如图 5 - 14 所示。

图 5 - 14 显示了受试者 A 分别在频率为 6Hz、10Hz、14Hz 以及 18Hz 闪光刺激下的 SSVEP。从图中可以发现，占空比相同的闪光方波刺激诱发的 SSVEP 幅值随刺激频率变化。为更直观描述 SSVEP 幅值随频率的变化趋势，计算所有受试者的 SSVEP 幅值（绝对值）的平均值以及标准差，并进行 t 检验分析，结果如表 5 - 2 所示。

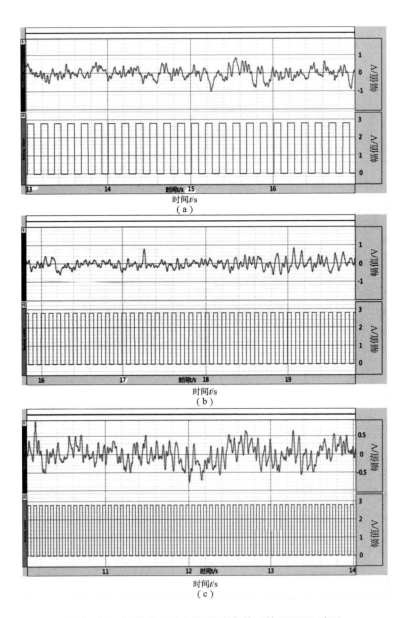

图 5 - 14　受试者 A 在不同频率条件下的 SSVEP 波形

（a）6Hz；（b）10Hz；（c）14Hz

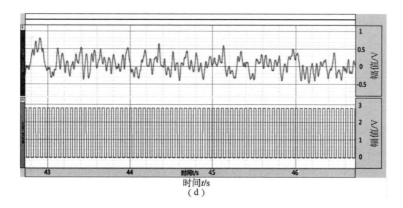

时间 t/s

（d）

图 5 - 14　受试者 A 在不同频率条件下的 SSVEP 波形（续）

（d）18Hz

表 5 - 2　不同频率闪光作用下 SSVEP 的绝对值均值与统计分析

占空比	A	B	C	D	E	F	$\bar{x} \pm s$	t 检验
无刺激	0. 462	0. 483	0. 518	0. 537	0. 446	0. 417	0. 477 ± 0. 045	—
2Hz	0. 505	0. 521	0. 543	0. 582	0. 497	0. 524	0. 529 ± 0. 031	$P < 0.01$
4Hz	0. 621	0. 628	0. 654	0. 692	0. 574	0. 608	0. 630 ± 0. 041	$P < 0.01$
6 Hz	0. 732	0. 709	0. 753	0. 802	0. 715	0. 736	0. 741 ± 0. 034	$P < 0.01$
8 Hz	0. 842	0. 846	0. 793	0. 961	0. 869	0. 874	0. 864 ± 0. 055	$P < 0.05$
10 Hz	0. 963	0. 937	0. 886	0. 878	0. 847	0. 983	0. 916 ± 0. 053	$P < 0.05$
12 Hz	0. 875	0. 924	0. 871	0. 908	0. 886	0. 943	0. 901 ± 0. 029	$P < 0.05$
14 Hz	0. 786	0. 802	0. 763	0. 754	0. 816	0. 821	0. 790 ± 0. 028	$P < 0.01$
16 Hz	0. 728	0. 741	0. 697	0. 609	0. 723	0. 687	0. 698 ± 0. 048	$P < 0.01$
18 Hz	0. 625	0. 609	0. 567	0. 551	0. 528	0. 516	0. 566 ± 0. 044	$P < 0.01$
20 Hz	0. 508	0. 514	0. 533	0. 542	0. 486	0. 472	0. 509 ± 0. 028	$P < 0.01$

　　从表 5 - 2 可以看出，6 名受试者在不同频率方波刺激下所产生的稳态视觉电位的幅值经 t 检验分析，所有实验组与无刺激对照组均存在显著性差异，具有统计学意义。图 5 - 15 更直观描述了 SSVEP 均值随频率的变化趋势。

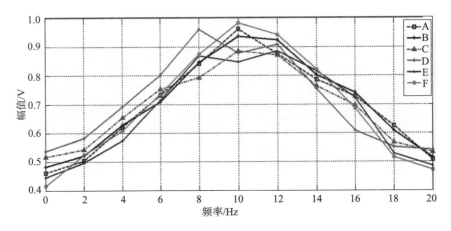

图 5 – 15　SSVEP（绝对值）的平均值随闪光刺激频率变化图

图 5 – 15 中频率为 0 表示无外刺激的大脑电位。可以看出，6 名受试者在受到不同频率的闪光刺激后，SSVEP 幅值相对于刺激前均发生了明显变化，幅值随频率的增加呈现了不同的"窗口"效应。除受试者 D 和 E 分别在 8 Hz 和 12 Hz 处的 SSVEP 的幅值最大之外，其余受试者在 10 Hz 处产生的 SSVEP 幅值最大。由此推断，频率在 8 ~ 12 Hz 内取值的外刺激能诱发较强幅度的 SSVEP，这与仿真结果相一致。

对采集到的 SSVEP 数据进行频谱分析，以了解其各次谐波的功率（和幅度的平方成正比）分布情况。由于 SSVEP 的三次以上的高次谐波功率很小，故在此重点考虑其一次、二次和三次谐波功率随刺激频率的变化情况。图 5 – 16 表示相同占空比条件下，SSVEP 的功率随刺激频率的变化关系。

图 5 – 16 显示了不同频率闪光刺激下 SSVEP 的功率（能量）分布情况。从图中可以看出，当刺激频率小于 10 Hz 时，SSVEP 的各次谐波的功率随刺激频率增大而加强；当刺激频率小于 10 Hz 时，各次谐波的功率与刺激频率变化趋势相反，随刺激的频率增大而减小；当刺激频率等于 10 Hz 时，各次谐波功率最大。由于 SSVEP 的功率和幅度的平方成比，故图 5 – 16 也表示 SSVEP 幅度随刺激频率的变化趋势。

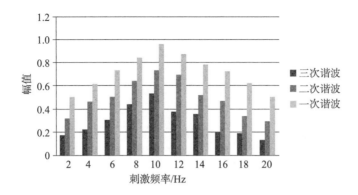

图 5 – 16　不同频率闪光作用下 SSVEP 各谐波功率

5.4　小　　结

综上实验结果可知，不同占空比或频率的闪光刺激下，SSVEP 的幅度是不一样的，表明闪光刺激频率和占空比均是影响 SSVEP 幅度的两个因素。具体体现在：

（1）对于频率一定、占空比变化的闪光刺激，SSVEP 的幅值呈现多"窗口"效应，大多在 20%、50%、75% 处出现了极大值，其中 50% 占空比处的极值最大；

（2）对于占空比一定、频率变化的闪光刺激，SSVEP 的幅值随刺激频率变化呈现倒 U 形单"窗口"变化效应，约在 10Hz 处幅值最大。

本章实验结果与第 3 章的理论和仿真结果相符，说明了周期性视觉信号的占空比和频率都是影响大脑头皮 SSVEP 幅度大小的要素，证明了第 3 章所建立的视觉通路模型的可行性，也进一步说明放电神经元等效电流偶极子及磁偶极子模型的适用性。

第6章

听觉脉冲刺激对 SSVEP 频谱的
影响实验研究

6.1 引　言

在人们的日常生活中，往往需要多种感觉通道来更好地感知获取外部环境的信息。例如，在超市购买水果蔬菜时，我们通过视觉通道来感知商品的颜色、形状，利用触觉、嗅觉或者味觉等进一步感知其新鲜程度。看上去这些感觉通道是独立不相关的，但整合在一起便给我们提供了对商品的判断依据。不同感官的神经元之间如何协作完成对信息的统一感知和整合处理，值得我们去深入探索和研究。大量的行为及神经成像研究已经表明，多感觉整合对信息的加工比单一感觉通道响应更快，多个感觉通道的脑区间存在着信息的整合[55-58]。

视觉和听觉作为大脑的两个主要感觉通道，接收并处理着外部世界 80% 以上的感觉信息。目前对于多种感觉通道的整合和相互作用研究也主要集中在视觉和听觉方面。基于多通道脑电信号设计的脑机接口系统将更符合大脑信息处理的方式，同时使用多通道信息的"混合脑机接口" Hybrid BCI 正逐渐成为脑机接口领域的新前沿方向[59-61]。因此研究听觉脉冲刺激对单一视觉脉冲作用下产生的 SSVEP 的影响非常有意义。

SSVEP 是周期性刺激信号作用下视皮层神经元放电活动在大脑产生的电位，其频谱特点是在基波（等于外刺激频率）及其各次谐波处具有峰值，这是其应用于 BCI 技术和医学等领域的重要特点。值得深入研究的问题是当周期性视觉和听觉（以下简称视听）同时刺激下，大脑头皮电位的频谱特性是否仍然具有 SSVEP 的频谱特点？了解和掌握这些影响变化关系，将有助于揭示视听相互作用的内在机制，为有效研究视听通道混合脑机接口技术研究提供有意义的理论和实验依据。

本章主要实验研究视、听觉脉冲同时刺激下，大脑头皮是否和视觉脉冲单独作用下的 SSVEP 具有类似的频率变化特性。首先进行一定频率和占空比闪光刺激的 SSVEP 测试及其频谱分析；然后在相同的闪光刺激条件基础上，分别增加 3 种不同音频的听觉脉冲刺激，研究增加不同频率的听觉脉冲刺激后大脑头皮电位的频谱特性变化情况。

6.2　实验系统及方法

6.2.1　实验系统

脑电数据采集由美国 BIOPAC 公司生产的 MP150 多导生理记录系统完成，配有在线、离线分析的可视化软件 ACQKNOWLEDGE 4.0，对收集的脑电数据进行相关的处理分析。

实验系统包含 MP150 主机、脑电帽、外刺激和在线记录软件 ACQ 4.0 等，MP150 主机由脑电图（EEG）模块、眼电图（EOG）模块和模拟通道（用于添加刺激信号）等组成。外加刺激由 DDS 信号发生器驱动 LED 闪光呈现在特制护目镜上。实验中将 MP150 主机与计算机通过网线相连，将外加刺激添加到模拟通道中，脑电帽通过屏蔽线与 EEG、EOG 等模块相连，通过操作软件 ACQ 4.0 在线控制实验进程并实时记录采集脑电和眼电数据。

6.2.2　实验对象与环境

实验随机选择 6 名在校研究生作为受试志愿者，平均年龄 24 周岁。实验对象均无癫痫等相关神经系统疾病，视力和听力正常。

实验涉及视觉和听觉脉冲刺激，为保证最小的外界干扰影响，实验选择在晚上一间安静专用实验室内进行，周围环境保持黑暗无光状态。实验过程中要求受试者佩戴护目镜、耳机及脑电帽，保持身心平静，关闭除实验采集系统外的通信设备，避免电磁干扰。

本实验选择闪光刺激频率为 12Hz，占空比为 50%。镶嵌在特制的护目镜上的刺激闪光由 DDS 信号发生器驱动 LED 产生，受试者佩戴护目镜接受闪光刺激。DDS 信号发生器可驱动 LED 产生不同频率、不同占空比的闪光刺激。听觉脉冲刺激由声音编辑软件 Adobe Audition 产生，分别为 500Hz、1 000Hz、1 500Hz 三种正弦纯音，响度为 50dB。受试者佩戴入耳式双通道耳机接受听觉脉冲刺激。

6.2.3　实验方案

受试者实验前一天被告知实验内容，实验当天要求受试者清洗头发，保持头皮洁净，实验前充分休息 0.5～1h，以保持实验时精神状态良好。实验收集受试者视觉皮层枕区左右脑区（左 O_1、右 O_2）的视觉诱发电位，脑电帽电极参考国际 10－20 系统安置。以大脑顶区电极点 F_z 为参考正极，O_1、O_2 分别为左、右枕区的参考负极，公共接地电极为左耳垂。

分别在单一闪光视觉刺激和视、听同时刺激条件下，检测左右枕区两点 F_z－O_1 和 F_z－O_2 的头皮脑电电位。

（1）单一视觉刺激：受试者佩戴特制护目镜，接受 50% 占空比、12Hz 频率白色闪光刺激。闪光刺激时长 15s，刺激前后均保留 15～20s 空白刺激时间（即无闪光刺激）用来记录受试者无刺激状态的脑电信号。

（2）视听同时刺激：在单一视觉刺激的基础上，在每次 15s 闪光刺激的时间内随机加入听觉脉冲刺激（刺激时长 1s）。听觉刺激的频率取为音频分别为 500Hz、1 000Hz、1 500Hz。

上述每一个实验均重复进行 3 次。受试者在相邻两组重复实验间进行 3～5 分钟的休息以缓解视觉和身心疲劳。

6.3　SSVEP 实验数据处理

6.3.1　伪迹处理

常见的脑电伪迹有眼电、心电、肌电以及电磁干扰等，其中眼电成分的干扰最严重。在采集 SSVEP 的同时将受试者的垂直眼电信号作为一单独的通道，利用离线分析软件 ACQ 4.0 自带的独立分量分析（ICA）法去除眼电。

6.3.2　滤波处理

闪光刺激频率为 12Hz。SSVEP 成分中三次以上谐波比较微弱，且为去除 50Hz 工频干扰，选择 0 ～ 40Hz 巴特沃斯低通滤波器对 SSVEP 数据进行滤波处理。

6.3.3　频谱分析

对收集到的受试者 SSVEP 数据进行相关的伪迹和滤波处理等预处理后，分别对单一视觉刺激和视听同时刺激下的脑电数据进行快速傅里叶变换（FFT）和功率谱密度变换（PSD），获得频谱和功率谱波形图，观察视听同时刺激下枕区脑电位的频谱和功率谱是否具有单一视觉刺激下 SSVEP 的谐波特性。

6.3.4　统计学分析

从受试者的功率谱数据中提取基频（12Hz）、二次谐波（24Hz）以及三次谐波（36Hz）处的功率值，取 3 次重复实验的平均值作为各谐波的平均功率值。以相邻谐波功率比（取二次谐波与基波功率比、三次谐波与二次谐波功率比）作为基谐系数，利用 SPSS 22 软件对视听同时刺激下的基谐系数与单一视觉刺激下的基谐系数作配对 t 检验，以 $P = 0.05$ 作为显著标准进行统计学分析。

6.4　实验结果与分析

6.4.1　功率谱分析和比较

分别运用 FFT 和 PSD 两种频域分析方法获取受试者的诱发脑电位的频域波形图，然后比较视听同时刺激下大脑枕区诱发电位和光脉冲单独刺激下的 SSVEP 是否具有相似的各次谐波特征。

不失一般性，图 6-1 ~ 图 6-4 分别表示受试者 A 在 12Hz 单一闪光视觉刺激下的 SSVEP 频谱，以及视听同时刺激下（音频分别为 500Hz、1 000Hz、1 500Hz）的枕区诱发电位频谱图（图中纵坐标单位：dBV）。

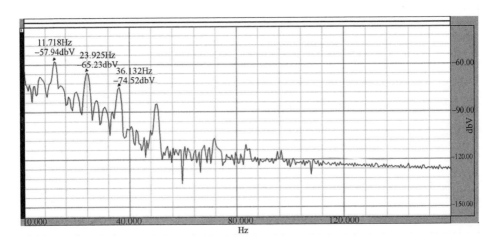

图 6-1 受试者 A 在 12Hz 单一视觉刺激下的 SSVEP 频谱

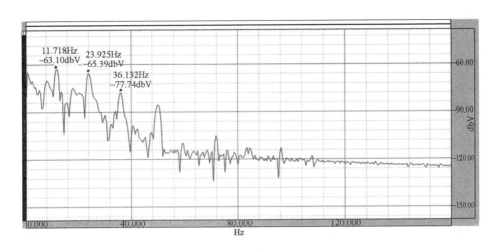

图 6-2 受试者 A 在 12Hz 视觉和 500Hz 音频脉冲
同时刺激下的枕区诱发电位频谱

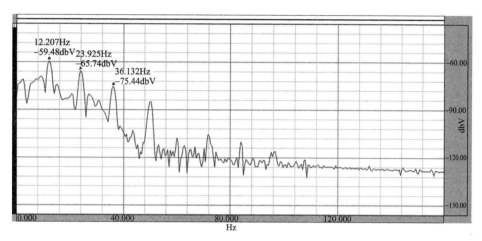

图 6 - 3　受试者 A 在 12Hz 视觉和 1 000Hz 音频脉冲同时刺激下的
枕区视觉诱发电位频谱

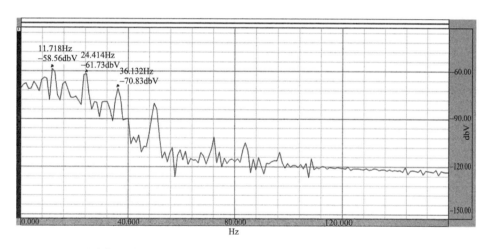

图 6 - 4　受试者 A 在 12Hz 视觉和 1 500Hz 音频脉冲同时刺激下的枕区诱发电位频谱

　　从图 6 - 1 明显可以看出受试者 A 在单一视觉刺激条件下枕区 SSVEP 具有明显的谐波特征，在刺激频率 12Hz 及二次谐波和三次谐波频率处均有出现谱峰。

　　图 6 - 2 ~ 图 6 - 4 表明，在三种不同视听同时刺激条件下，受试者 A 的大脑枕区视觉诱发电位在刺激频率及二次和三次谐波频率处也都出现了较为明显的谱峰，与 SSVEP 有着相似的谐波特征。这种结果在其他受试者

的频谱波形图中也多有体现，只是因个体差异存在频谱特性相似性程度的差别。

图 6 – 5 ~ 图 6 – 8 则分别表示受试者 A 在 12Hz 单一闪光刺激下的 SSVEP 功率谱，以及视听（视觉频率 12Hz，听觉频率分别为 500Hz、1 000Hz、1 500Hz）同时刺激下枕区的诱发电位功率谱图（图中纵坐标单位：$(mV)^2/Hz$）。

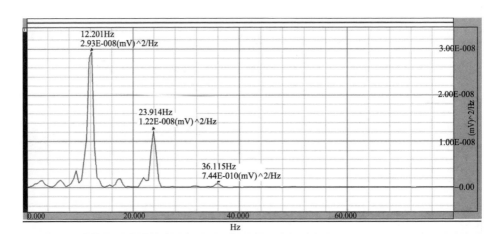

图 6 – 5　受试者 A 在 12Hz 视觉脉冲单一刺激下的 SSVEP 功率谱

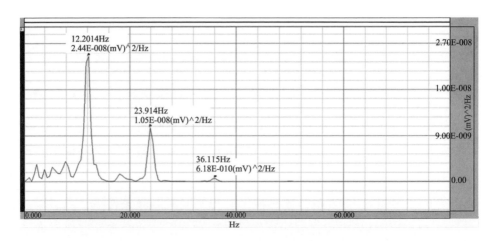

图 6 – 6　受试者 A 在 12Hz 视觉和 500Hz 音频脉冲同时刺激下的枕区诱发电位功率谱

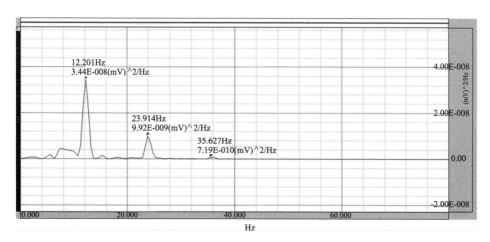

图 6-7　受试者 A 在 12Hz 视觉和 1 000Hz 音频脉冲同时刺激下的枕区电位功率谱

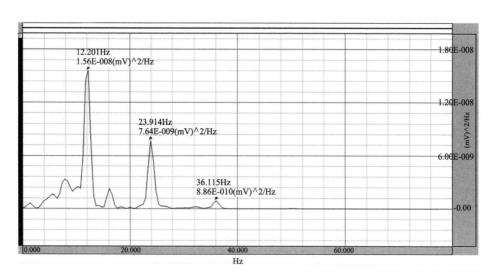

图 6-8　受试者 A 在 12Hz 视觉和 1 500Hz 音频脉冲同时
刺激下的枕区诱发电位功率谱

　　从图 6-5～图 6-8 可以看出，受试者 A 在闪光刺激和试听同时刺激下的频谱特性基本一致，类似的结果在其他受试者的功率谱波形图中也都多有体现。

　　综合 FFT 和 PSD 变换波形图，对于枕区同一观察点，视听同时刺激下枕区诱发电位与单一视觉刺激下的 SSVEP 具有相似的频谱特征，说明在所研究的频率范围内，听觉刺激的加入没有对原有的 SSVEP 频谱产生较大影响。

6.4.2 诱发电位频谱的基谐系数比较

分别计算两种不同刺激条件下诱发电位二次谐波与基波功率、三次与二次谐波功率比值作为基谐系数，并进行相应比较和统计学分析。

表 6 - 1 为 A～F 6 位受试者分别在单一视觉和视听同时刺激下不同频率点的平均功率值，表中"0"表示无听觉刺激的单一视觉状态，500Hz、1 000Hz 以及 1 500Hz 分别表示 3 种音频条件下的视听同时刺激状态。

表 6 - 1 视听同时刺激与单一视觉刺激下各频率的功率

受试者	音频 /Hz	基波 $\times 10^{-9}\mathrm{mV}^2$	二次谐波 $\times 10^{-9}\mathrm{mV}^2$	三次谐波 $\times 10^{-9}\mathrm{mV}^2$
A	0	3. 56	1. 11	0. 95
	500	3. 61	0. 64	0. 10
	1 000	3. 02	0. 85	0. 10
	1 500	3. 53	1. 00	0. 87
B	0	2. 40	1. 68	0. 19
	500	2. 54	1. 18	0. 19
	1 000	2. 58	1. 26	0. 24
	1 500	2. 04	1. 21	0. 23
C	0	8. 90	0. 43	0. 06
	500	0. 71	0. 37	0. 05
	1 000	0. 62	0. 38	0. 10
	1 500	0. 84	0. 26	0. 06

续表

受试者	音频 /Hz	基波 $\times 10^{-9}\mathrm{mV}^2$	二次谐波 $\times 10^{-9}\mathrm{mV}^2$	三次谐波 $\times 10^{-9}\mathrm{mV}^2$
D	0	1.59	0.53	0.13
	500	1.78	0.47	0.08
	1 000	1.04	0.29	0.08
	1 500	2.60	0.55	0.09
E	0	5.58	3.56	0.38
	500	5.34	3.24	1.85
	1 000	3.36	2.37	0.67
	1 500	4.09	2.48	0.94
F	0	2.54	1.39	0.64
	500	2.22	1.47	0.60
	1 000	2.21	1.68	0.70
	1 500	2.75	1.41	0.71

　　将相邻谐波功率取比值作为基谐系数，分别以单一视觉刺激和视听同时刺激下的所有受试者的基谐系数分为一组样本，与单一视觉下的基谐系数样本作配对 t 检验，以 $P = 0.05$ 作为显著标准，如表 6－2 所示。

表 6－2　视听同时刺激与单一视觉刺激下基谐系数统计分析

受试者	单一视觉	500Hz	1 000Hz	1 500Hz
A	0.311	0.178	0.282	0.284
	0.852	0.162	0.116	0.866
B	0.710	0.464	0.486	0.591
	0.111	0.160	0.191	0.192
C	0.481	0.514	0.602	0.312
	0.143	0.123	0.254	0.236
D	0.332	0.264	0.276	0.213
	0.214	0.174	0.282	0.173

受试者	单一视觉	500Hz	1 000Hz	1 500Hz
E	0.332	0.607	0.706	0.606
	0.107	0.572	0.284	0.377
F	0.549	0.661	0.761	0.513
	0.461	0.410	0.418	0.499
$\bar{x} \pm s$	0.383 ± 0.236	0.357 ± 0.201	0.388 ± 0.207	0.405 ± 0.212
t 检验	—	$P > 0.05$	$P > 0.05$	$P > 0.05$

表 6 - 2 表明，总体来看不同听觉频率的视听同时刺激下的基谐系数和单一视觉刺激下的基谐系数无显著差异。由此推测听觉刺激并没有对单一视觉刺激产生的 SSVEP 谐波系数产生明显影响。

不失一般性，从受试者 A 的基谐系数来看，其单一视觉刺激下的基谐系数为 0.311（二次谐波与基波功率比值）和 0.852（三次谐波与二次谐波功率比值），而在 3 种音频的视听同时刺激下的基谐系数却发生了明显改变，如 500Hz 条件下的基谐系数分别变为为 0.178 和 0.162，说明二次谐波和三次谐波与基波比值降低。而观察受试者 E 的基谐系数，则看出其二次谐波和三次谐波与基波比值升高。由此说明听觉刺激的加入可能在某一受试者身上体现出谐波之间关系比的改变，但总体上的基谐系数比并没有体现出统计学上的显著差异。

6.5 小　结

本章分别在 12Hz 闪光单独刺激以及在相同闪光和听觉（音频分别为 500Hz、1 000Hz 和 1 500Hz）同时刺激条件下，测试和分析了 6 位受试者的大脑枕区诱发电位的频谱。实验结果表明，在本书测试范围内，视听同时刺激和相同视觉单独刺激条件下，枕区同一测试点检测到的大脑头皮电位的频谱特性是相似的，说明听觉刺激的加入对原有单独视觉刺激诱发的 SSVEP 频谱特性影响很小，大脑枕区检测到的头皮电位仍然具有 SSVEP 的频谱特性，即在刺激频率及其谐波处的频率点仍然具有峰值电位。

第 **7** 章

视听刺激下不同光脉冲占空比对
SSVEP 幅度影响实验研究

7.1 引　言

前面的理论仿真和实验结果都表明，在频率相同的闪光刺激下，大脑头皮电位（SSVEP）的幅度随刺激占空比的变化呈"窗口"非线性变化关系。在视听同时刺激条件下，占空比是否也是影响大脑头皮电位的重要参数？本章主要通过实验，研究在相同刺激频率条件下，不同占空比视听刺激对大脑枕区头皮电位幅度的影响。

7.2 实验系统及方法

7.2.1 实验系统

脑电数据采集由美国 BIOPAC 公司生产的 MP150 多导生理记录系统完成，配有在线、离线分析的可视化软件 ACQKNOWLEDGE 4.0，对收集的脑电数据进行相关的处理分析。实验采集系统详见 6.2.1 节。

7.2.2 实验对象与环境

实验随机选择 6 名在校研究生作为受试志愿者，平均年龄 24 周岁。实验对象均无癫痫等相关神经系统疾病，视力和听力正常。实验环境同 6.2.2 节。

7.2.3 实验方法

分别对受试者进行单一视觉刺激和视听同时刺激两种条件的实验。实验采用的闪光刺激频率均为 12Hz 白色闪光刺激（和第 6 章一致），闪光脉冲的占空比分别取为 5%、20%、30%、40%、50%、60%、70%、80% 以及 95% 等 9 个不同的数值。相同刺激频率和不同占空比的闪光组合输出由 DDS 信号发生器驱动 LED 控制产生。听觉刺激由声音编辑软件 Adobe Audition 产生，输出频率分别为 500Hz、1 000Hz、1 500Hz 三种正弦纯音，响度为 50dB。受试者佩戴入耳式双通道耳机接受听觉刺激。具体实验步骤如下。

（1）单一闪光视觉刺激实验：闪光刺激频率为 12Hz，占空比分别取为上述 9 个不同的数值。实验方案同 6.2.3 节。

（2）视听同时刺激实验：闪光刺激频率为 12Hz，占空比分别取为上述 9 个不同的数值，音频刺激频率分别为 500Hz、1 000Hz、1 500Hz。实验过程和 6.2.3 节一致。因为视听同时刺激将耗费大量时间，给实验者和受试者带来不便，故将 3 种音频的听觉刺激组成一段时长 5s 的听觉刺激片段，每种音频刺激时长 1s，间隔 1s。在每种占空比的单一视觉刺激基础上，将听觉刺激片段随机加入 15s 闪光刺激时间内。无论单一视觉、视听同时条件下的实验，均进行 3 组相同刺激条件的重复实验。受试者在相邻两组重复实验间进行 5min 的休息以缓解视觉和身心疲劳。

7.3　实验数据处理

7.3.1　脑电数据预处理

对采集到的受试者头部枕区的脑电位数据进行伪迹处理、滤波处理等预处理，详见 6.3 节。

7.3.2　功率谱分析

对采集到的 6 位受试者的脑电位数据进行相关的去伪迹和滤波处理等预处理后，将刺激前 15s 的脑电数据作为对照组，对照组表示受试者无刺激时背景脑电信号（通常被视为背景噪声）；将刺激时的 15s 数据作为实验组，实验组表示接受刺激时的脑电信号（含背景噪声）。

对闪光单独刺激的枕区 SSVEP 数据进行功率谱变换，然后取对照组合实验组差值的绝对值。SSVEP 的功率取为其基波（12Hz）、二次谐波（24Hz）和三次谐波（36Hz）处的功率值之和。每个刺激条件下 3 次重复实验得到的 SSVEP 功率的平均值作为该刺激条件下的 SSVEP 平均总功率 P。

对视听同时刺激的枕区脑电位做类似上述处理，不同的是听觉刺激时长为1s，选取的对照组为听觉刺激前随机的时间间隔为1s的视觉刺激时段。表7-1为A~F等6个受试者在不同占空比的闪光刺激下枕区P点的头皮电位（SSVEP）平均总功率；表7-2表示受试者A在不同占空比闪光和听觉同时刺激下，相同枕区测试点P的头皮电位平均总功率。

表7-1　受试者 A~F 在不同占空比闪光刺激下头皮电位（SSVEP）
平均总功率（×10⁻⁹mV²）

占空比	A	B	C	D	E	F
5%	1.54	2.81	2.01	1.19	6.28	2.56
20%	2.45	2.87	1.05	1.66	6.12	3.05
30%	1.68	1.72	1.38	1.20	6.42	4.52
40%	2.46	2.08	1.15	1.49	3.23	1.05
50%	3.5	2.4	0.89	1.59	5.58	2.54
60%	3.50	1.65	0.91	1.39	7.37	3.49
70%	2.03	2.14	4.06	1.06	9.95	1.88
80%	2.18	1.31	6.03	8.92	0.89	1.35
95%	0.86	2.02	1.08	0.49	0.45	0.81

表7-2　受试者 A 在不同占空比视听同时刺激下头皮电位平均总功率（×10⁻⁹mV²）

受试者	占空比	0	500Hz	1 000Hz	1 500Hz
A	5%	1.54	0.83	1.65	0.97
	20%	2.45	1.16	1.62	0.88
	30%	1.68	1.68	3.00	1.57
	40%	2.46	3.58	3.88	2.76
	50%	3.56	3.61	3.53	3.02
	60%	3.50	2.90	2.66	2.43
	70%	2.03	2.16	1.76	2.07
	80%	2.18	2.00	0.98	0.88
	95%	8.56	6.63	1.66	0.83

7.3.3　归一化处理

因不同受试者实验数据存在差异，为更好研究不同占空比光脉冲条件下听觉刺激对闪光单独刺激 SSVEP 的影响，将 SSVEP 平均总功率的实验数据进行归一化处理（以所有占空比条件下的平均总功率之和为归一化因子，单个占空比平均总功率除以该因子作为归一化值）。

同时为直观反映听觉刺激对 SSVEP 的影响，引入相对系数：$R = P_{VA}/P_V$，其中 P_{VA} 为视听同时刺激下的 SSVEP 平均总功率；P_V 为单一光脉冲刺激时的 SSVEP 平均总功率。若 R 值大于 1，说明听觉对原有的单一视觉下的 SSVEP 有增强作用；R 值小于 1，说明听觉对原有的单一视觉下的 SSVEP 有抑制作用。

7.3.4　统计学分析

利用统计学软件 SPSS 22 对所有受试者在不同闪光占空比条件下进行视听同时刺激和单一视觉的 SSVEP 配对 t 检验，同时对每位受试者以单一视觉刺激下的 SSVEP 平均总功率为检验值作单样本 t 检验，以 $P = 0.05$ 为标准检验听觉刺激对原有的闪光单独刺激所得 SSVEP 影响的显著性。

7.3.5　实验结果和分析

图 7-1 为 6 位受试者枕区头皮电位的平均总功率随闪光刺激频率的变化趋势。从图 7-1 可以看出，不同刺激条件下的头皮电位随光刺激占空比变化呈现"多窗口"非线性变化关系。其中：

（1）6 位受试者中有 4 位在占空比 30% 和 50% 附近出现了极大值；

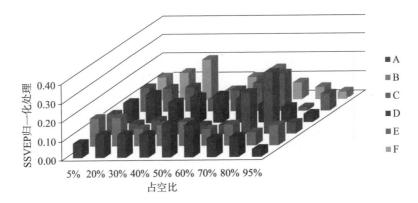

图 7 –1　受试者 A ~ F 枕区脑电位归一化功率 P 随光脉冲占空比变化趋势

（2）3 位受试者在占空比 70% ~ 80% 附近 SSVEP 平均总功率达到了极大值；

（3）2 位受试者在占空比 95% 处出现了极大值。

上述实验结果与其他学者研究所得的当闪光刺激占空比在 40% ~ 50% 以及 60% ~ 80% 处枕区脑电位响应获得最大值的结论相符[62-63]。

图 7 – 2 为受试者 A ~ F 在视听同时刺激枕区头皮脑电位归一化功率 P 随光脉冲占空比变化图。可以看出，视听同时刺激条件下，6 位受试者脑电位平均总功率随光脉冲占空比变化也出现了"多窗口"效应。与单一闪光视觉刺激时得到的实验结果图 7 – 1 比较，各个受试者"窗口"的位置或有重叠，或出现新的"窗口"。

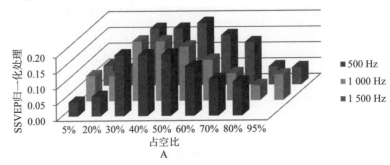

图 7 – 2　受试者 A ~ F 视听同时刺激枕区脑电位归一化功率 P

随光脉冲占空比变化图

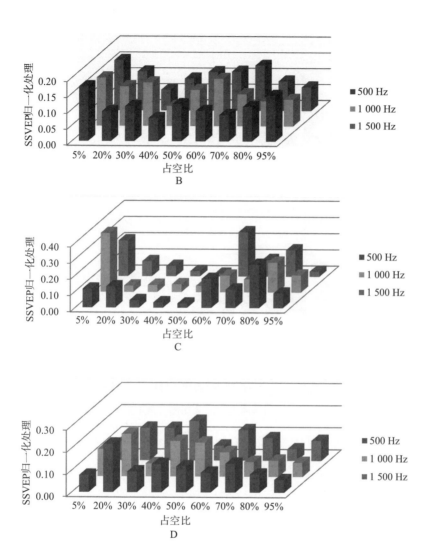

图 7 - 2　受试者 A ~ F 视听同时刺激枕区脑电位归一化功率 P

随光脉冲占空比变化图（续）

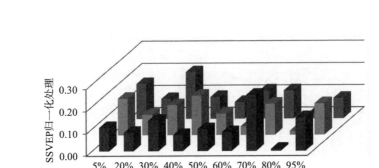

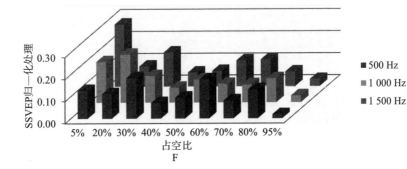

图 7 - 2　受试者 A ~ F 视听同时刺激枕区脑电位归一化功率 P

随光脉冲占空比变化图（续）

为直观反映听觉刺激的加入对闪光视觉单独刺激得到的 SSVEP 频谱特性的影响，绘制 6 位受试者相对系数 R 值，如图 7 - 3 所示。R 值定义为单独闪光刺激以及闪光和听觉同时刺激下枕区相同点的头皮脑电位功率的比值。通过比较在不同闪光占空比条件 R 值的变化，可直观分析听觉刺激的加入对闪光单独刺激下 SSVEP 的幅度起增强或抑制作用。

根据图 7 - 3 中 6 位受试者的 R 值来看，在不同刺激光脉冲占空比条件下，听觉刺激对 SSVEP 的影响起增强或抑制作用的变化情况因人而异。听觉刺激对 SSVEP 增强作用比较明显的是受试者 D，在 27 个不同刺激光脉冲占空比和音频组合中，除 5 处的 R 值小于 1 外，其余 R 值均大于 1，说明听觉刺激对闪光单独作用产生的 SSVEP 起增强作用。听觉刺激对 SSVEP 更多体现出抑制作用的是受试者 A，在 27 组不同占空比和音频组合

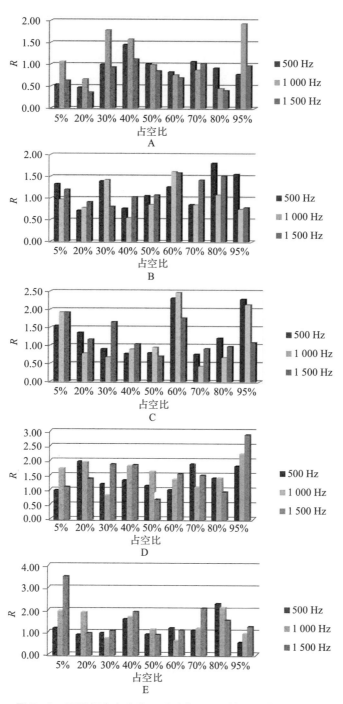

图 7-3 不同闪光占空比下受试者 A~F 的 R 值变化趋势图

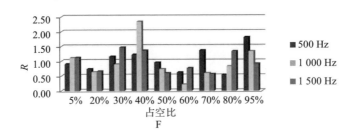

图 7-3　不同闪光占空比下受试者 A ~ F 的 R 值变化趋势图 （续）

中只有 6 组的音频刺激对原有的 SSVEP 起增幅作用，其余 21 个组合的 R 值均小于 1，说明此时听觉刺激的加入对 SSVEP 起抑制作用。相关文献研究也表明，听觉刺激的加入将对原有视觉刺激单独作用下的 SSVEP 起衰减或增强作用[64,65]。

　　进行统计分析前，首先对原始样本数据进行正态分布检验，对不符合正态分布的数据进行适当正态转换（下列配对 t 检验表格数据均以 10 为底进行对数变换）以便符合配对 t 检验条件。对所有受试者在视听同时刺激对单一视觉刺激的 SSVEP 配对 t 检验（包括所有不同光刺激占空比条件），不同占空比取值条件下的统计检验分别如表 7-3 ~ 表 7-5 所示。结果表明，并非所有闪光占空比条件下音频刺激加入前后 SSVEP 的幅值都有显著性差异，只有在占空比为 20%、60%、80% 时才有显著性差异。

表 7-3　20% 占空比条件下视听同时刺激与单一视觉 SSVEP 配对 t 检验

占空比	音频	A	B	C	D	E	F	$\bar{x} \pm s$	t 检验
20%	0	2.93	2.92	2.91	2.86	2.87	2.92	2.90 ± 0.03	—
	500	2.99	2.95	2.91	2.91	2.89	2.93	2.93 ± 0.04	$P < 0.05$
	1 000	2.96	2.94	3.01	2.91	2.93	2.87	2.93 ± 0.05	
	1 500	3.01	2.93	2.91	2.94	2.90	2.92	2.94 ± 0.04	$P < 0.05$

表 7 - 4 60%占空比条件下视听同时刺激与单一视觉 SSVEP 配对 t 检验

占空比	音频	A	B	C	D	E	F	$\bar{x} \pm s$	t 检验
60%	0	2.91	2.96	2.83	2.88	2.85	2.86	2.88 ± 0.05	—
	500	2.92	2.95	2.88	2.98	2.89	2.89	2.92 ± 0.04	$P < 0.05$
	1 000	2.93	2.93	2.94	2.95	2.96	2.94	2.94 ± 0.01	$P < 0.05$
	1 500	2.94	2.93	2.83	2.94	2.87	2.90	2.90 ± 0.04	

表 7 - 5 80%占空比条件下视听同时刺激与单一视觉 SSVEP 配对 t 检验

占空比	音频	A	B	C	D	E	F	$\bar{x} \pm s$	t 检验
80%	0	2.94	2.88	2.87	2.95	2.97	2.88	2.92 ± 0.04	—
	500	2.95	2.94	2.85	2.98	3.05	2.92	2.95 ± 0.07	$P < 0.05$
	1 000	3.00	2.98	2.90	2.98	3.02	2.92	2.97 ± 0.05	$P < 0.05$
	1 500	3.01	2.95	2.87	3.02	2.99	2.95	2.97 ± 0.06	

对每位受试者以单一视觉时的 SSVEP 平均总功率为检验值，进行视听同时刺激的单样本检验。如表 7 - 6 和表 7 - 7 分别为受试者 A 和 D 的 SSVEP 单样本 t 检验。

表 7 - 6 受试者 A 的 SSVEP 单样本 t 检验 （$\times 10^{-9} \text{mV}^2$）

受试者	占空比	检验值	500	1 000	1 500	t 检验
A	5%	1.54	0.83	1.65	0.97	
	20%	2.45	1.16	1.62	8.79	$P < 0.05$
	30%	1.68	1.68	3.00	1.57	
	40%	2.46	3.58	3.88	2.76	$P < 0.05$
	50%	3.56	3.61	3.53	3.02	
	60%	3.50	2.90	2.66	2.43	$P < 0.05$
	70%	2.03	2.16	1.76	2.07	
	80%	2.18	2.00	0.98	0.89	
	95%	0.86	0.67	1.66	0.83	

表7-7 受试者 **D** 的 SSVEP 单样本 t 检验（$\times 10^{-9} \text{mV}^2$）

受试者	占空比	检验值	500	1 000	1 500	t 检验
	5%	1.19	1.17	2.08	1.30	
	20%	1.66	3.31	3.25	2.27	$P<0.05$
	30%	1.20	1.42	0.99	2.25	
	40%	1.49	1.94	2.71	2.76	$P<0.05$
D	50%	1.59	1.78	2.60	1.04	
	60%	1.39	1.36	1.87	2.13	
	70%	1.06	1.99	1.13	1.57	
	80%	0.89	1.25	1.24	0.81	
	95%	0.49	0.88	1.08	1.41	$P<0.05$

表7-6 和表7-7 表明，不同受试者出现显著差异性对应的闪光刺激占空比情况各不相同。如受试者 A 出现显著性差异时占空比取值分别为20%、40%、60%，其中在占空比20% 和60% 处，视听同时刺激的枕区脑电位平均总功率均低于单一视觉的总功率，而在占空比40% 处，视听同时刺激时脑电位却明显高于单一视觉刺激的；受试者 D 出现显著性差异的占空比为20%、40% 和95%，此时视听同时刺激的脑电位功率均明显高于单一视觉刺激的功率。

7.4 小   结

本章首先在闪光刺激频率为12Hz，占空比分别为5%、20%、30%、40%、50%、60%、70%、80%、95% 条件下，实验检测大脑头皮 SSVEP 的幅度；然后在闪光刺激参数不变条件下，加入听觉刺激（频率分别为500Hz、1 000Hz、1 500Hz）检测视听同时刺激下枕区相同点头皮电位的幅度变化。经过对两种不同刺激条件下枕区同一测试点的大脑头皮电位的分析和比较，发现：

（1）听觉刺激对大脑头皮枕区 SSVEP 幅度的影响在某些点存在增强作用，而在其他点起着抑制效应。相同的听觉刺激对 SSVEP 幅度的增强或抑制作用程度随光脉冲占空比的增加而呈现"多窗口"变化曲线，且这些"多窗口"变化曲线随听觉刺激频率的变化而变。

（2）听觉刺激对 SSVEP 影响出现的占空比"窗口"的位置、数量以及对 SSVEP 增强或抑制作用的程度因人而异。

对以上研究结果，推测当视、听觉脉冲信号同时作用时，听觉刺激诱发放电的听觉皮层神经元位于大脑颞叶，视觉刺激诱发放电的视觉皮层神经元主要位于枕区。大脑空间测试点的头皮电位是视觉和听觉皮层兴奋神经元共同放电产生空间电位的结果。对同一个受试者而言，闪光视觉信号（频率和强度相同但占空比不同）和音频听觉信号（刺激参数相同）同时刺激下，诱发的视觉和听觉皮层的神经元的位置、数量等不一样，因此这些放电神经元在枕区头皮电位产生的电位将发生变化，这是不同闪光脉冲占空比得到不同测试结果的主要原因。此外，实验结果还表明，在相同的外刺激条件下，不同受试者的测试结果也不一样。对此现象可能的原因在于不同的受试者具有不同的电生理参数，因此在相同的外刺激条件下诱发的视觉和听觉皮层神经元的数量、位置以及动作电位幅度等也有所变化，这可能是不同受试者实验结果存在差异的主要原因之一。

第 8 章

周期性光脉冲作用下 SSVEP 的 α 波同步程度研究

8.1 引　言

根据频率的不同，EEG 划分为几个不同的波段：δ 波（$1 \sim 4 \text{Hz}$）、θ 波（$4 \sim 8 \text{Hz}$）、α 波（$8 \sim 13 \text{Hz}$）以及 β 波（$14 \sim 30 \text{Hz}$）。不同频段的 EEG 与特定的认知功能密切相关。脑认知科学研究结果表明，大脑 α 波与人的认知过程密切相关[66-68]。大脑 α 波的相位和幅度受视觉刺激影响，其在不同频率和光强的外刺激下会有所差异。

神经振荡是正常工作的中枢神经系统的基础。不同脑区包含不同的振荡网络，对应不同的振荡特征[69]。一定频率的周期性视觉刺激可增强大脑 α 波（$8 \sim 13 \text{Hz}$）的神经振荡强度，使其和外刺激相位锁定从而产生节律同步，使大脑对外刺激的感知愈加明显[70]。不同频率的周期性视觉刺激对大脑 α 波神经振荡的影响不同，从而使 α 波与外刺激信号的相位同步程度有所差异，导致大脑对外界认知程度的不同。

研究结果表明认为大脑 α 波的幅度与视觉刺激的知觉有关[71,72]。有学者在 EEG 的测量中发现大脑 α 波幅度增大，推测是因为神经元群之间发生了更强的相位同步[73]。另外，文献［74］研究发现大脑 α 波振荡产生周期性的兴奋窗口，当大脑 α 波相位等于某些特定值时大脑知觉敏感度得到大幅度加强。

不少实验研究结果表明，当外刺激频率取值在 α 波段的光刺激可引起大脑 α 波和外刺激之间的相位同步。文献［75］在视觉半场以 10 Hz 频率呈现白色方块的闪光刺激，研究了闪光刺激下大脑 α 波对感知的影响，发现周期性光刺激可导致大脑 α 神经振荡锁相活动增强，光刺激引发的大脑 α 波的同步程度越大，对大脑感知的调制作用就越强。文献［76］在不同光照强度、频率为 $f_1 \pm 3\mathrm{Hz}$（f_1 为大脑自发 α 频率）的闪光刺激下，研究了大脑 α 波与外刺激的相位同步程度，结果表明在相同光刺激频率条件下，大脑 α 波和外光刺激的相位同步程度与光强度成正比；光照强度相同时，频率为 f_1（中心频率）外刺激诱发引起的 α 振荡相位同步程度最高。上述研究结果表明在 α 频段内频率取值不同的光刺激能导致与不同的大脑 α 波同步程度，从而对大脑知觉产生不同的调制作用。此外，近年研究发现在 24 Hz、5.3 Hz、5 Hz 等 α 频段以外的光刺激也表现出了调制视觉知觉行为的现象[77-79]。

有学者使用生物数学模型讨论同步问题，但主要研究的是神经元群之间的同步或是大脑皮层响应所有频段信号与外刺激的同步[80,81]。大脑 α 波的相位与幅度与光刺激有关，不同频率与强度的光刺激作用下大脑 α 波的相位与幅度不同。由于当大脑 α 波处于某些相位上时更容易察觉到强度在阈值附近的外刺激[82,83]，而一定频率的周期闪光刺激又能锁定大脑 α 波的相位[70]，因此可利用周期性光刺激调制大脑 α 波相位。这种同步关系作为一种无创的知觉调控手段, 在研究知觉敏感性以及在临床诊断和治疗等领域具有广泛的应用前景。

由于脑电信号的不稳定性, 大脑 α 波与周期性光脉冲的相位差并非稳定不变, 因此二者的相位同步存在程度差异。大脑 α 波与人类的认知和行为之间关系密切, 且大脑 α 波与光脉冲的同步程度越高, 光脉冲对认知与行为的调节作用越强。因此, 研究大脑 α 波与外刺激光脉冲的相位同步程度具有重要意义。目前对 α 波同步程度研究主要局限于低频段 (5~12Hz) 外刺激, 尚缺乏中、高频段外刺激作用下大脑 α 波与外刺激同步程度的研究。是否频率在 α 波段外的光脉冲也能对大脑 α 波产生影响? 二者同步程度究竟如何变化? 这些都是值得深入研究但目前还尚未得到清晰解释的问题。因此本章主要研究高频段的光脉冲刺激下 α 波同步问题。大脑 α 波同步程度可作为研究知觉和认知功能关系的一种有效手段, 在认知障碍治疗和改善认知功能等领域具有重要的实际意义和应用前景。

8.2　相关基本知识

8.2.1　同步

同步现象广泛存在于我们的日常生活中, 会议上最初凌乱的掌声趋于一致以及部队行军时通过大桥时的共振, 这些都属于同步现象。同步是指两个变量在随时间变化过程中保持一定程度的相对关系。同步现象不仅普遍存在于自然界中, 而且也有实际应用重要意义。关于同步现象的研究始于 17 世纪中期 Huygens 首次发现两个弱耦合的摆钟之间的同步摆动运动。自 20 世纪 90 年代, Pecora 和 Carroll 提出同步概念, 同步在神经科学领域被大量报道[84]。1929 年, Berger 发现在睡眠和清醒状态下人有不同的 EEG 波形, 发现了同步化脑节律[85]。1999 年, Lachaux 等人研究发现了人脑频带的相位同步活动[86]。

在物理学上，若两个周期性非同类振荡器系统固有频率分别为 ω_1 和 ω_2，二者相互作用达 $n\omega_1 = m\omega_2$（n、m 为整数）状态时，该现象称为同步，也称相位锁定。此时二者相位关系为[87]

$$|\psi_{n,m}(t)| \leqslant \text{const}, \psi_{n,m}(t) = n\phi_1(t) - m\phi_2(t) \qquad (8-1)$$

式中，$\phi_1(t)$、$\phi_2(t)$ 分别为两个振荡器的相位；$\psi_{n,m}(t)$ 为相对相位。

8.2.2 大脑 EEG 相位同步

神经振荡是指人体大脑中单个神经元、神经元集群或者神经网络表现出一定节律性的放电活动。没有外刺激时，大脑自发产生的电信号称为自发脑电信号，绝大多数为正常成年人一般状态下的自发脑电信号振荡频率处于 α 波段，因此自发脑电频率通常又称自发 α 频率（Induvial Alpha Frequency，IAF）。由于大脑中存在神经网络的同步性振荡，采集到的脑电信号是一种随机非平稳信号，在视觉刺激下其相位随时间而变，导致 EEG 信号和视觉刺激的相位差值并不固定。

当人眼受到周期性闪光视觉刺激作用后，动作电位将会从视网膜沿视觉通路向视皮层传递，诱发视皮层神经元网络产生振荡。不同频率的闪光视觉刺激诱发振荡的视皮层神经网络有所不同，对应的网络振荡频率也不一样。将 SSVEP 中的 α 波与视觉闪光刺激信号相位差的稳定程度称为同步程度，该同步程度受视觉刺激的频率和幅度等参数的影响。大脑相位同步是一段时间内特定频段的不同信号呈现相位锁定现象，是大脑不同功能区之间进行信息整合的基本机制之一。

在周期性视觉刺激下，大脑头皮记录的 EEG 信号中包含了诱发的 SSVEP 响应和大脑自发 α 波频率。然而并非所有的大脑视皮层神经元同时受到外刺激影响，可能仍有少部分神经元在自发振荡从而导致记录的脑电信号中仍存在自发脑电。周期性视觉刺激诱发的 SSVEP 响应频谱中包含刺激频率的基频、谐波成分以及次谐波成分。诱发的 SSVEP 对不同的神经元产生影响的成分可能不同。当刺激频率的基频、谐波与次谐波成分位于大脑皮层的自发频率及其附近时，会引起大脑枕区 α 波与外刺激信号的同步，从而使 α 波同步程度发生变化。

8.2.3　阿诺德"舌头"

在非线性同步理论中，如果两个周期性非同类振荡器系统发生耦合，一般来说可以观察到任意 $n:m$ 的同步机制，同步机制的示意图如图 8–1 所示，这些区域称为阿诺德"舌头"。阿诺德"舌头"描述了同步范围与耦合强度 K、两个系统频率之比 Ω 的关系。通常，可以观察到 $n:m$ 的同步，但对于较大的 $n:m$，同步区域很窄，所以不容易在实验中观察到。

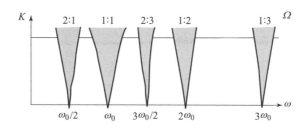

图 8–1　阿诺德舌头示意图

8.3　脑电信号相位的计算

目前用于脑电信号相位计算的方法主要有希尔伯特变换和小波变换方法。

8.3.1 基于希尔伯特变换的相位计算

希尔伯特变换是信号处理中的一种常用方法，可用于提取脑电信号。通过希尔伯特变换可将实信号变成解析信号，提供幅度、瞬时相位和频率等。

设有一连续时间信号 $x(t)$，对应的希尔伯特变换 $\hat{x}(t)$ 为

$$\hat{x}(t) = H[x(t)] = (h * x)(t) = \int_{-\infty}^{+\infty} x(\tau)h(t-\tau)\mathrm{d}\tau = \frac{1}{\pi}\int_{-\infty}^{+\infty}\frac{x(\tau)}{t-\tau}\mathrm{d}\tau$$

$$(8-2)$$

式中，$*$ 表示卷积运算；H 表示希尔伯特变换；$h(t) = \dfrac{1}{\pi t}$；积分项是柯西主值，以避免 $\tau = t$ 时出现奇异值。

实信号 $x(t)$ 和 $\hat{x}(t)$ 构造的复信号

$$Z_x(t) = x(t) + j\hat{x}(t) = A_x^H(t)\mathrm{e}^{j\theta_x^H(t)} \tag{8-3}$$

称为 $x(t)$ 的解析信号。通过希尔伯特变换可得 $x(t)$ 的瞬时相位：

$$\phi_x^H(t) = \arctan\left(\frac{Im(Z_x(t))}{Re(Z_x(t))}\right) \tag{8-4}$$

同理，可得连续时间信号 $y(t)$ 的瞬时相位：

$$\phi_y^H(t) = \arctan\left(\frac{Im(Z_y(t))}{Re(Z_y(t))}\right) \tag{8-5}$$

若 $x(t)$ 和 $y(t)$ 解析信号的相位差满足

$$\phi_{xy}^H(t) = |n\phi_x^H(t) - m\phi_y^H(t)| < \mathrm{const} \tag{8-6}$$

式中，n、m 为整数且有界，那么就称 $x(t)$ 和 $y(t)$ 是 $n:m$ 同步[88]。

通过上述推导可知，希尔伯特变换的主要功能是将时间连续信号分解为独立的幅度和相位成分，因此可对脑电信号进行精确分析。

8.3.2 基于小波变换的相位计算

根据小波变换得到的相位计算与希尔伯特变换基本相同，区别在于小

波变换相位的计算是信号 $x(t)$ 和一个复小波 $\Psi(t)$ 的卷积。

信号 $x(t)$ 的小波变换为

$$Wf(a,b) = \int_{-\infty}^{+\infty} f(t)\Psi_{ab}(t)\mathrm{d}t \qquad (8-7)$$

$$\Psi_{ab}(t) = |a|^{-\frac{1}{2}}\Psi\left(\frac{t-b}{a}\right) \qquad (8-8)$$

式中，$\Psi(t)$ 为母小波；$\Psi_{ab}(t)$ 为小波函数；a，b 均为常数且 $a > 0$，a 为尺度因子，b 为平移因子。

常用的复小波函数如下：

$$\Psi(t) = \left(\mathrm{e}^{-\mathrm{i}\omega_0 t} - \mathrm{e}^{-\frac{\omega_0^2\delta^2}{2}}\right)\cdot\mathrm{e}^{\frac{-t^2}{2\delta^2}} \qquad (8-9)$$

式中，ω_0 为小波中心频率；δ 为小波衰减率的带宽参数；2δ 为小波的持续时间，频域带宽为 $\dfrac{1}{\pi\delta}$[89]。

信号 $x(t)$ 与复小波函数 $\Psi(t)$ 的卷积为

$$W_x(t) = (w*x)(t) = \int\Psi(t)x(t-\tau)\mathrm{d}\tau = A_x^W(t)\mathrm{e}^{\mathrm{i}\theta_x^W}(t) \quad (8-10)$$

同理，对于信号 $y(t)$：

$$W_y(t) = (w*y)(t) = \int\Psi(t)y(t-\tau)\mathrm{d}\tau = A_y^W(t)\mathrm{e}^{\mathrm{i}\theta_y^W}(t) \quad (8-11)$$

信号 $x(t)$ 和 $y(t)$ 二者的相位差：

$$\theta_{xy}^W(t) = \theta_x^W(t) - \theta_y^W(t) \qquad (8-12)$$

小波变换和希尔伯特变换的区别在于，前者在计算时需要选择中心频率和带宽，因此只对某些频段的相位同步敏感。研究者发现在相位同步分析方面，希尔伯特变换和小波变换区别不大，但在实际应用方面有所不同：用希尔伯特变换方法所求相位是信号的瞬时相位，更适合用于分析脑电信号的相位同步[90,91]；小波变换只对信号中的某些频段敏感，所求相位相对而言具有局部性。因此，下面采用希尔伯特变换对脑电信号和周期性视觉刺激信号进行相位同步计算和分析。

8.4 SSVEP 的 α 波同步程度计算

一定频率的周期性视觉刺激引起大脑 α 频段的神经网络振荡。SSVEP 的 α 频段信号与视觉刺激信号相位差的稳定程度表征了二者之间的相位同步程度。相位同步程度在不完全同步和完全同步之间取值，其受视觉刺激的频率和幅度等参数变化的影响。

8.4.1 相位差计算

计算 SSVEP 的 α 波信号与周期性视觉刺激信号的同步程度，需先将两个信号经带通滤波后再采用希尔伯特变换提取瞬时相位。由于两信号频率不同，不能直接对相位进行运算，需再经过处理后才能得到二者相位差。

若振荡器 1 表示振荡频率位于 α 波段的神经细胞，周期性闪光视觉外刺激在 α 波段诱发的频率为 ω_1，相位为 $\phi_1(t)$；振荡器 2 代表周期性闪光视觉刺激，其频率为 ω_2，相位为 $\varphi_2(t)$。当两者达到同步时有 $m = \omega_1$，$n = \omega_2$，代入式（8-1）得

$$|\omega_2 * \phi_1(t) - \omega_1 * \phi_2(t)| \leqslant \mathrm{const} \qquad (8-13)$$

式（8-13）表明，当两个不同频率的周期性非同类振荡系统发生同步时，对二者相位进行运算，将各自相位乘以与之相互作用振荡系统的频率。若式（8-13）右侧是两个不同频率的周期性非同类振荡系统的相位差，则有

$$|\omega_2/\omega_1 * \phi_1(t) - \phi_2(t)| = \Delta\psi(t) \qquad (8-14)$$

令 $k = \omega_2/\omega_1$，则

$$\Delta\psi(t) = |\phi_2(t) - k * \phi_1(t)| \qquad (8-15)$$

受到周期性视觉刺激后诱发的 SSVEP 在 α 频段的响应频率越接近大脑皮层的自发频率时，其幅度越大。因此可根据 SSVEP 响应最靠近大脑自发频率的成分来确定 k 值大小：若 SSVEP 响应中刺激频率基频最接近大脑自发频率，则 $k=1$；若二分频（刺激频率的 1/2 倍）最接近大脑自发频率，则 $k=2$；若三分频（刺激频率的 1/3 倍）最接近大脑自发频率，则 $k=3$，依此类推。故计算两者相位差时，需将 SSVEP 信号中的 α 波相位乘以系数 k 后再与外刺激信号相位进行相减。

8.4.2　归一化香农熵计算

EEG 信号属于非平稳随机信号。周期性视觉刺激下 SSVEP 的 α 波相位与外刺激信号的相位同步程度具有时间不稳定性，因此求出 SSVEP 的 α 波与视觉刺激的瞬时相位差后，可采用二者相位差的归一化香农熵来衡量同步程度的大小。归一化香农熵计算公式如下[87]：

$$\tilde{\rho} = \frac{S_{\max} - S}{S_{\max}} \tag{8-16}$$

式中，$S_{\max} = \ln N$，$S = -\sum_{k=1}^{N} p_k \ln p_k$，$S_{\max}$ 表示最大值熵；S 为该组数据的熵值；N 为相位角差的总数量；p_k 为第 k 个相位角出现的概率。

根据香农熵的定义，事件不确定性越大则信息量越大，熵值 S 则越大。SSVEP 的 α 波和视觉刺激信号相位同步的归一化香农熵在 $0 \leqslant \tilde{\rho} \leqslant 1$ 取值，归一化香农熵值越大，表示两者同步程度越强。$\tilde{\rho} = 0$ 对应均匀分布，表明两个信号相位完全独立，不存在同步现象；当 $\tilde{\rho} = 1$ 为狄拉克分布，揭示两个信号相位完全同步。

8.5　双眼同频闪光刺激下 SSVEP 的
α 波相位同步实验研究

8.5.1　实验系统与设备

实验采集系统如图 8 - 2 所示。脑电信号采集设备使用美国 BIOPAC 公司的 MP150 型多导（16 道）生理信号记录分析系统采集枕区 O_1、O_2 两个通道的 EEG 信号，在实验专用计算机上使用与之配套的 ACQKNOWLEDGE 4.4 软件进行实时在线记录与离线分析。经改装的护目镜内置 LED 电极贴片，外接 DDS（Dual - channel DDS Signal Generator）信号源为护目镜 LED 灯提供驱动电压。受试者所佩戴脑电帽的电极位置遵循国际标准 10 - 20 系统法，将从脑电帽 O_1、O_2 电极处采集到的 EEG 信号分别输入至 MP150 中的 $Cz - O_1$、$Cz - O_2$ 脑电记录放大器模块并在 ACQ 4.4 软件中在线显示，其中参考正电极为 Cz，参考负电极为 O_1、O_2，公共接地电极选取受试者左耳垂 A_1。

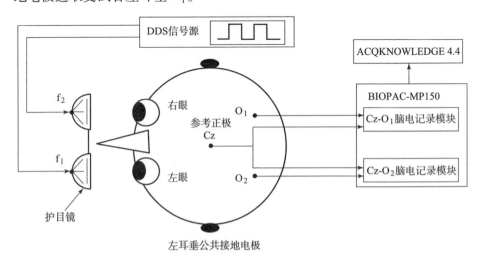

图 8 - 2　实验采集系统

光刺激发生设备采用 MHS2300A 系列双通道 DDS 信号发生器（Dual -channel DDS Signal Generator）作为脉冲信号源，为两个白色 LED 灯提供驱动电平。LED 灯镶嵌在纸箱中作为光源，LED 灯位置处于同一水平线上，相距大约 4cm。调整纸箱高度使受试者正好坐在 LED 灯正前方，视线与其处于同一水平高度，距离约（60 ± 2）cm。

8.5.2　受试对象与环境

受试者为 9 名健康在读硕士生，志愿参与实验。平均年龄 23 ~ 26 岁，裸眼或矫正后视力正常，个人及家族无精神病和癫痫病史，了解实验的要求与目的。实验在黑暗、安静的室内进行，室内温度控制在 20 ~ 26℃，保证受试者在实验过程中处于舒适状态。

8.5.3　实验方案

实验测试包含受试者静息状态下大脑自发 α 频率 f_1 的测试和不同周期光刺激下 EEG 信号的测试两个环节，具体方案如下：

（1）实验中的闪光刺激共 3 个强度（对应 LED 灯的驱动电压分别为 3V、4V、5V），刺激频率在 $f_1 \pm 3Hz$、$2f_1 \pm 3Hz$、$4f_1 \pm 3Hz$ 三个频段范围变化；

（2）实验前首先记录受试者在清醒放松状态下闭眼时的 EEG 信号 1min，通过计算得到受试者的 f_1；

（3）根据每位受试者的 f_1，确定 $f_1 \pm 3Hz$、$2f_1 \pm 3Hz$、$4f_1 \pm 3Hz$ 共 21 个光脉冲刺激频率点，每个频率共测试 3 个光照强度。每个实验持续刺激 20s。每个实验重复 3 次，受试者在两次实验之间休息 10s。

8.5.4　实验数据处理

实验数据的处理包括预处理和 α 波同步程度计算两部分，数据处理的流程如图 8-3 所示。

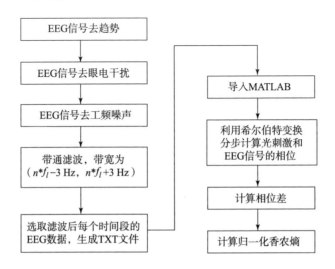

图 8-3　实验数据处理流程图

按图 8-3 所示的流程，使用 ACQ 4.4 软件进行数据处理。为获取光刺激下更稳定的 EEG 信号，预处理后用于计算的实验数据只取每个时间段中间 16s，前后 2s 均被舍弃掉。相位差根据式（8-15）进行计算，k 在低、中、高三个频段取值近似不变，分别为：1、2 和 4。归一化香农熵根据式（8-16）计算，最后取同一刺激条下重复 3 次实验的归一化香农熵平均值作为该刺激下的 α 波同步程度值。

8.5.5　实验结果

对 10 名受试者在顶枕和枕区（取 O_1 和 O_2 点的平均值）测量到的脑电信号 α 波进行 α 波同步程度的计算。需要说明的是，图 8-4 ～ 图 8-9

中的数据均为 10 名受试者 α 波同步程度的平均值。

图 8 – 4 为频率相同、强度不同的闪光刺激下顶枕区 Pz 的 SSVEP 的 α 波同步程度的变化规律。

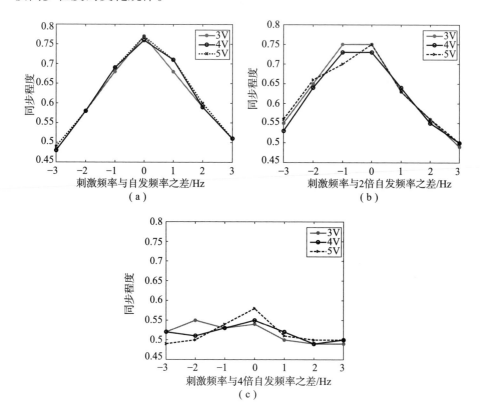

图 8 – 4 顶枕区在相同频段不同亮度光刺激下 SSVEP 的 α 波同步程度

(a) f_1 ±3Hz 频段；(b) 2f_1 ±3Hz 频段；(c) 4f_1 ±3Hz 频段

从图 8 – 4 可以看出，当刺激频率处于低频段时，顶枕区的 α 波同步程度 5V > 4V > 3V。当刺激频率处于中频段时，顶枕区的 α 波同步程度 5V > 4V > 3V。当刺激频率处于高频段时，顶枕区的 α 波同步程度 5V > 4V > 3V。

图 8 – 5 为枕区同一频段不同光刺激强度下 α 波同步程度的比较结果。从图中可以看出，当刺激频率处于低频段时，枕区的 α 波同步程度 4V >

5V > 3V。当刺激频率处于中频段时，枕区的 α 波同步程度 5V > 4V > 3V。当刺激频率处于高频段时，枕区的 α 波同步程度 5V > 4V > 3V。

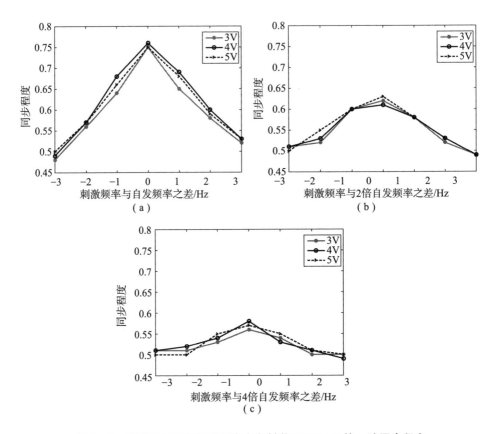

图 8 - 5　枕区在相同频段不同亮度光刺激下 SSVEP 的 α 波同步程度

（a）f_1 ±3Hz 频段；（b）2f_1 ±3Hz 频段；（c）4f_1 ±3Hz 频段

图 8 - 6 为顶枕区测试点在同一亮度不同频段周期性光刺激下 SSVEP 的 α 波同步程度的比较。从图中可以看到，在同一光照强度下，当刺激频率与中心频率之差小于 0 时，顶枕区 α 波同步程度值的大小顺序为：中频段 > 低频段 > 高频段；当刺激频率与中心频率之差大于 0 时，顶枕区 α 波同步程度值的大小顺序为：低频段 > 中频段 > 高频段。同一频段内，以 f_1 及其倍频处的相位同步程度最高，左右两侧则逐渐降低。

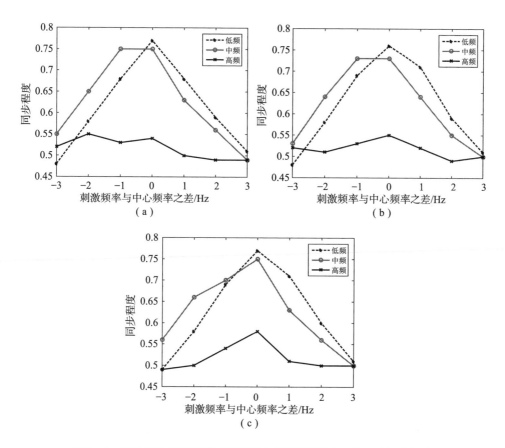

图 8 – 6　顶枕区在相同亮度不同频段光刺激下 SSVEP 的 α 波同步程度

(a) 驱动电压 3V；(b) 驱动电压 4V；(c) 驱动电压 5V

图 8 – 7 为在相同亮度、不同频段的周期性光刺激下对枕区测试点 SSVEP 的 α 波同步程度比较结果。从图中可以看到，在同一光照强度下，枕区的 α 波同步程度为：低频段 > 中频段 > 高频段。同一频段内，以 f_1 及其倍频处的 α 波同步程度最高，左右两侧则逐渐降低。

对 8 – 4 和图 8 – 6 进行综合可得图 8 – 8，该图描述了顶枕区 α 波同步程度随光刺激强度和频率变化而变的规律。从图 8 – 8 可看出，随着光刺激强度的增加，α 波同步程度变化不明显；但 α 波同步程度随光刺激频率的改变而变化，刺激频率越接近频段中心频率，α 波同步程度越高。

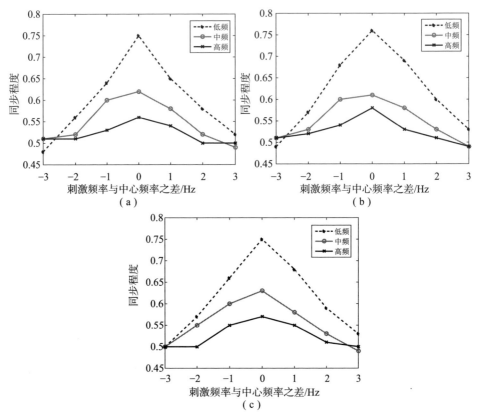

图 8-7　枕区在相同亮度、不同频率光刺激下 SSVEP 的 α 波同步程度

（a）驱动电压 3V；（b）驱动电压 4V；（c）驱动电压 5V

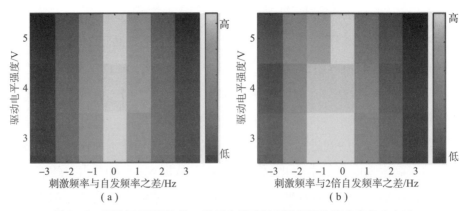

图 8-8　顶枕区 SSVEP 的 α 波同步程度随刺激频率和强度变化分布图

（a）$f_1 \pm 3$Hz 频段；（b）$2f_1 \pm 3$Hz 频段

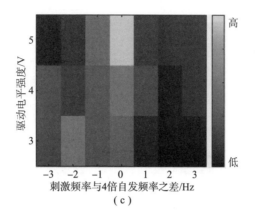

图 8 - 8　顶枕区 SSVEP 的 α 波同步程度随刺激频率和强度变化分布图（续）

（c）$4f_1 \pm 3\mathrm{Hz}$ 频段

此外，综合图 8 - 5 和图 8 - 7 的实验数据得图 8 - 9，该图反映出枕区 SSVEP 的 α 波同步程度随光刺激强度和频率变化的规律。图 8 - 9 表明，随着光刺激强度的增大，具有较高同步程度值的区域变宽，3 个不同的频段大致对应着不同的大脑自发振荡频率与光脉冲刺激频率的比值，刺激频段越高则所对应的大脑固有频率与光脉冲刺激频率之比越小，此时具有较高同步程度值的区域变窄。不同频段下同步程度的变化情况呈现出类似于倒三角的形状。

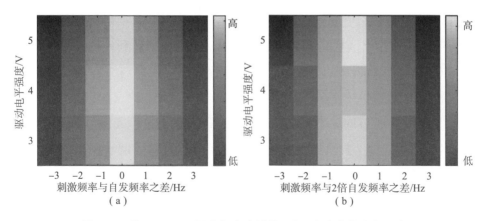

图 8 - 9　枕区 SSVEP 同步程度随刺激强度和频率变化分布区域

（a）$f_1 \pm 3\mathrm{Hz}$ 频段；（b）$2f_1 \pm 3\mathrm{Hz}$ 频段

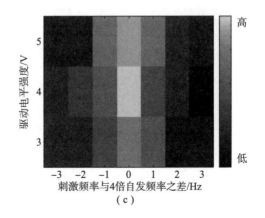

图8-9 枕区 SSVEP 同步程度随刺激强度和频率变化分布区域（续）

（c）$4f_1 \pm 3\,\mathrm{Hz}$ 频段

8.6 小　结

　　本章主要实验研究了双眼同频闪光刺激下不同光脉冲刺激引起 α 波同步程度变化规律。研究结果表明，光照强度一定时，当刺激脉冲的频率分别在低频段（$f_1 \pm 3\,\mathrm{Hz}$）、中频段（$2f_1 \pm 3\,\mathrm{Hz}$）、高频段（$4f_1 \pm 3\,\mathrm{Hz}$）3 个频段内取值时，在中心刺激频率分别为 f_1、$2f_1$、$4f_1$，α 波同步程度最高；当外刺激频率小于（大于）各中心频率时，α 同步程度和外刺激频率成正比（反比）。实验得出的低频段 α 波同步程度变化规律与文献［92］的结果相符，说明了本书实验方案的可行性。

　　实验还发现与同一频段内的其他刺激频率相比，光脉冲频率为 f_1、$2f_1$、$4f_1$ 时引起的 α 波同步程度最高。文献［93］对周期性刺激下皮层网络的活动进行了仿真研究，研究结果认为在 $0 \sim 50\,\mathrm{Hz}$ 的刺激频率范围内，当刺激的基频、倍频或分频成分位于皮层系统的固有频率及其附近时，引起皮层网络与刺激之间的同步。周期性光刺激下产生的大脑视觉诱发响应中包含有刺激频率的基频、倍频和分频。而本章实验选取的中、高频段刺

激频率范围分别为 $(2f_1 \pm 3 \text{ Hz})$、$(4f_1 \pm 3 \text{ Hz})$，所产生的分频特性和文献 [94] 相似：随着光刺激频率的升高，SSVEP 的功率谱响应逐渐减弱。SSVEP 的功率响应情况可以反映光刺激对大脑作用程度的大小。因此，不同频段下 α 波同步程度的差异，有可能是由于不同频率的光刺激所引起的大脑功率响应不同而导致的。随着刺激频率的升高，大脑对刺激的功率响应逐渐减弱，引起的分频响应也减弱，对大脑 α 波频段的同步作用也减小，从而产生了不同频段下 α 波同步程度之间的差异。非线性同步理论中阿诺德"舌头"描述了两个耦合振荡系统的同步范围与耦合强度 K、系统的频率比 Ω 之间的关系，即耦合强度 K 越大同步范围越宽，反之则同步范围越窄；系统的频率比值 Ω 越大同步范围越宽，反之则同步范围越窄。图 8-9 呈现出的 α 同步程度的变化规律与这一描述具有一致性。对于实验中低、中、高 3 个不同频段的光刺激，大脑的 f_1（取 α 频段中功率最大的频点值）与光脉冲刺激的频率之比 Ω 分别为 $1:1$、$1:2$ 和 $1:4$。可见 3 个频段 α 波同步程度高的区域随 Ω 的减小依次减小；而同一频段下，光照强度越大，对应的 α 波同步程度高的区域也依次增大。现有的研究大多认为大脑是一个多神经元集群或者多个脑区相互影响、相互作用的非线性振荡器[95]，当给大脑施加光脉冲刺激时，可认为是大脑系统与一个虚拟的光振荡器系统发生了单向耦合，光刺激强度等效为系统之间的耦合强度，而大脑的 f_1 则是系统的固有频率[96]。因此，实验得出了与阿诺德"舌头"相一致的规律，进一步表明了光脉冲刺激频率和强度是影响 α 波同步程度的重要因素，为神经调控技术在感知及神经系统疾病的诊断与治疗等提供了有意义的依据。

第9章

双眼双频同时刺激下大脑
α波相位同步程度变化研究

9.1 引　　言

当人的左右视野分别且同时受到不同频率的视觉刺激时，根据神经科学的视野交叉原理，两个视野的频率成分将分别投影在大脑左右枕区并相应诱发 SSVEP。当左右眼刺激频率不同时，左右枕区诱发的 SSVEP 频率和幅度会有差异。超低频段的视觉刺激在枕区诱发的 SSVEP 谐波位于 α 波段，低频段的视觉刺激诱发的 SSVEP 的基频也位于 α 波段；当刺激频率在中频段时，诱发的 SSVEP 二分频位于 α 波段，而高频段刺激诱发的 SSVEP 的三分频、四分频等则处于 α 波段。

当人眼受周期性闪光视觉刺激后，动作电位将会从视网膜沿第一、第二视通路向视皮层传递，作用于大脑初级视觉皮层相关神经元，导致其振荡频率发生变化。不同频率的闪光刺激对大脑视皮层神经元的影响程度有所不同，特别是当不同频率的视觉刺激同时分别作用于左右视野时，根据神经科学的视交叉原理，左右两个视野的频率成分将分别投影在大脑枕区左右两半部分（图9-1），并分别在大脑左右枕区诱发 SSVEP[97]。

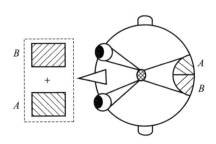

图9-1　神经科学视交叉原理图

有研究结果表明，左、右眼频率相同的闪光刺激在大脑左、右枕区诱发的 SSVEP 相位差有所差异[98]，故通过左右枕区的 SSVEP 计算大脑 α 波的同步程度不一样。本章主要从实验的角度，研究双眼在不同频率同时刺激下 SSVEP 的 α 波相位同步程度变化特性。

9.2　实验系统和方法

9.2.1　实验系统

同 8.5.1 节。

9.2.2　实验对象与环境

受试者为 6 名健康在校研究生，自愿参与本实验，平均年龄 25 周岁，裸眼或矫正视力正常，无任何神经精神类疾病史，均明确实验要求和目的。在实验前一天要求受试者做好实验准备。为获得良好的 EEG 数据，实验在黑暗与安静的专用脑电信号采集实验室进行，室温控制在 26℃ 左右，受试者坐在舒适的扶手椅上，以保证受试者在实验过程中处于舒适状态。实验过程中，受试者须专注所呈现的视觉闪烁刺激，并保持静止避免身体移动，以减少伪迹干扰。

9.2.3　实验方案

实验包括无刺激 EEG 测试和不同频率闪光刺激 EEG 测试两部分，具体如下：

（1）无外刺激，测试受试者闭眼、放松、清醒状态下的 EEG 信号，时间 60s，确定受试者的大脑自发 α 波频率 f_1。

（2）分别在以下两种不同测试条件下，完成 EEG 信号测试。

文献 [99] 研究表明，当周期性闪光刺激频率在 10Hz、20Hz 以及 40Hz 时所诱发的 SSVEP 幅度明显增强。因此根据每位受试者的 f_1，确定刺激频率在 $f_1 \pm 2.4$Hz、$2f_1 \pm 2.4$Hz、$4f_1 \pm 2.4$Hz 三个频段。

测试条件 a：当双眼刺激频率相同时，取 $f_1 \pm 2.4$Hz、$2f_1 \pm 2.4$Hz、$4f_1 \pm 2.4$Hz 共 21 个刺激频率点。当左眼刺激频率在 $f_1 \pm 2.4$Hz、$2f_1 \pm 2.4$Hz、$4f_1 \pm 2.4$Hz 三个频段取值，右眼刺激频率固定时，左右眼刺激频率的选择如表 9-1 所示。

表 9-1　左右视野不同刺激频率的组合

左眼刺激频率/Hz	右眼低频刺激/Hz	右眼中频刺激/Hz	右眼高频刺激/Hz
低频段 $f_1 \pm 2.4$	13	22	70
中频段 $2f_1 \pm 2.4$	15	35	75
高频段 $4f_1 \pm 2.4$	18.8	32	65

测试条件 b：当左眼刺激频率固定在大脑自发 α 波频率 f_1，右眼刺激

频率变化时，其频率选择如表 9 - 2 所示。

表 9 - 2 左眼频率固定选择的右眼刺激频率

实验编号	右眼刺激频率	实验编号	右眼刺激频率
1	$f_1 - 2$ Hz	15	$4f_1 + 2$ Hz
2	f_1 Hz	16	$4f_1 + 5$ Hz
3	$f_1 + 2$ Hz	17	$4f_1 + 7$ Hz
4	$f_1 + 5$ Hz	18	$5f_1$ Hz
5	$f_1 + 7$ Hz	19	$5f_1 + 2$ Hz
6	$2f_1$ Hz	20	$5f_1 + 5$ Hz
7	$2f_1 + 2$ Hz	21	$5f_1 + 7$ Hz
8	$2f_1 + 5$ Hz	22	$6f_1$ Hz
9	$2f_1 + 7$ Hz	23	$6f_1 + 2$ Hz
10	$3f_1$ Hz	24	$6f_1 + 5$ Hz
11	$3f_1 + 2$ Hz	25	$6f_1 + 7$ Hz
12	$3f_1 + 5$ Hz	26	$7f_1$ Hz
13	$3f_1 + 7$ Hz	27	$7f_1 + 2$ Hz
14	$4f_1$ Hz		

9.2.4 实验步骤

每名受试者眼部佩戴护目镜，左右护目镜测试点相对固定，到受试者视网膜距离一致。本实验的护目镜 LED 贴片由 DDS 信号源产生调制深度为 100%、占空比为 50%、光强为 3.8 V 的方波闪烁脉冲信号，以频率 f_1、f_2 分别刺激左右眼。每一个不同频率刺激 EEG 测试实验持续 8s，休息 10s，然后重复 3 次测试完成该组实验。每名受试者实验前均进行 5min 的黑暗环境适应。

9.3　实验数据处理

对 O_1、O_2 两个电极处采集到的 SSVEP 数据处理流程如图 9 - 2 所示。

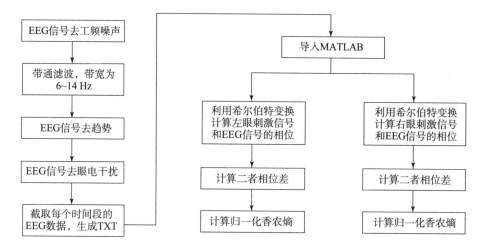

图 9 - 2　EEG 数据处理流程图

9.3.1　预处理

同 8.5.4 节。

9.3.2　大脑 α 波同步程度计算

为获得闪光刺激下较为平稳的 SSVEP 信号，对预处理后用于计算同步程度的实验数据只截取中间 5 s，舍弃前后 1.5 s。将截取的 SSVEP 数据生成 TXT 文档，然后导入到 MATLAB 中，利用希尔伯特变换计算大脑 SSVEP 信号和左眼光刺激信号的相位以及大脑 SSVEP 信号和右眼光刺激信号的相位，然后根据式（8 - 15）分别计算大脑 α 波与左眼和右眼外刺激信号的相位差，k 在每个频段取值近似不变，分别为 1、2、3、4、5、6 和 7。最后由式（8-16）计算对应的归一化香农熵，取每一个刺激频率条件下的 3 次重复实验获得的归一化香农熵的平均值作为评价大脑 α 波同步程度的指标。

9.4　实验结果

9.4.1　大脑 α 波和左眼刺激信号相位同步程度变化情况

受试者左右眼刺激频率按表 9-1 取值，对测试得到的 SSVEP 进行数据处理和计算。计算可知左、右枕区 O_1、O_2 的大脑 α 波同步程度基本一致，故取二者均值作为每一个受试者的枕区 α 波同步程度。将 5 名受试者（一名受试者因数据差异性太大被排除）大脑枕区 α 波同步程度取平均值，该均值随左眼刺激频率分别在 $f_1 \pm 2.4\mathrm{Hz}$、$2f_1 \pm 2.4\mathrm{Hz}$、$4f_1 \pm 2.4\mathrm{Hz}$ 的变化曲线分别如图 9-3 ~ 图 9-5 所示。

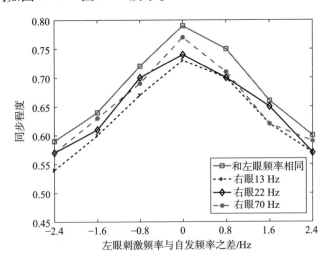

图 9-3　左眼刺激频率 $f_1 \pm 2.4$ Hz，右眼分别取值 13Hz、22Hz 和 70 Hz 时，

α 波同步程度随左眼刺激频率变化曲线

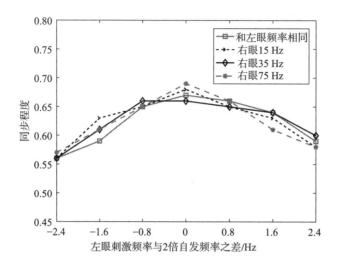

图 9 - 4　左眼刺激频率 $2f_1 \pm 2.4$ **Hz，右眼分别取值 15Hz、35Hz 和**

75 Hz 时，α 波同步程度随左眼刺激频率变化曲线

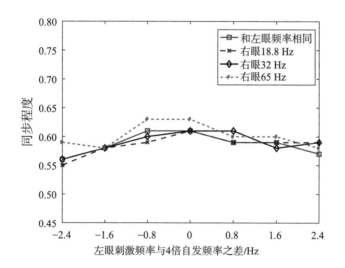

图 9 - 5　左眼刺激频率 $4f_1 \pm 2.4$ **Hz，右眼分别取值 18.8Hz、32Hz 和**

65 Hz 时，α 波同步程度随左眼刺激频率变化曲线

从图 9 - 3 ~ 图 9 - 5 可看出，大脑枕区的 α 波同步程度随左右眼刺激频率而变，大脑 α 波和左眼刺激信号相位同步程度变化情况：无论右眼在低频、中频和高频取何频率，当左眼刺激频率分别在 $f_1 \pm 2.4$ Hz、$2f_1 \pm$ 2.4 Hz、$4f_1 \pm 2.4$ Hz 三个频段（分别以 f_1、$2f_1$、$4f_1$ 为中心频率）内取值时，α 波和左眼刺激信号的相位同步程度均按阿诺德"舌头"曲线规律变化，且 $f_1 \pm 2.4$ Hz 频段的 α 波同步程度值最大，$2f_1 \pm 2.4$ Hz 的次之，$4f_1 \pm$ 2.4 Hz 的最小。

图 9-6 为右眼分别在低、中、高频取值，左眼分别在 $f_1 \pm 2.4$ Hz、$2f_1 \pm 2.4$ Hz、$4f_1 \pm 2.4$ Hz 三个不同频段内取值时的大脑 α 波同步程度比较。

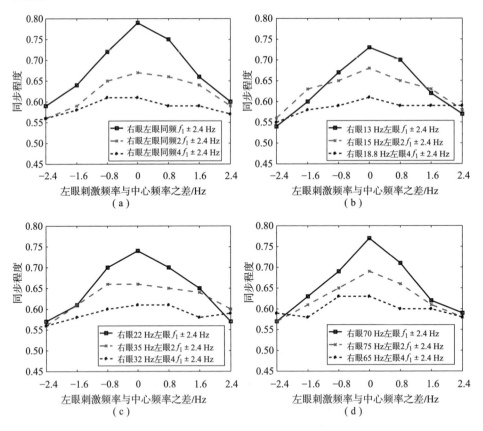

图 9-6 右眼分别在低中高频率固定取值，α 波同步程度随左眼刺激频率变化曲线

（a）右眼和左眼同频刺激；（b）右眼低频率 13Hz、15Hz、18.8Hz 刺激；

（c）右眼中频率 22Hz、23Hz、35Hz 刺激；（d）右眼高频率 65Hz、70Hz、75Hz 刺激

从图 9 - 6 可以看出，无论右眼刺激频率取值如何，左眼刺激频率分别在以 f_1、$2f_1$、$4f_1$ 为中心频率的频段内变化时，α 波与左眼刺激信号的相位同步程度为：$f_1 \pm 2.4$ Hz 频段 > $2f_1 \pm 2.4$ Hz 频段 > $4f_1 \pm 2.4$ Hz 频段。在同一频段内，α 同步程度在该频段的中心频率处最高，两边逐渐降低。此外，左眼刺激频率分别在以 f_1、$2f_1$、$4f_1$ 为中心频率的频段内变化时，右眼刺激频率在高频（65Hz、70Hz、75 Hz）时对 α 波和左眼刺激信号同步程度幅值影响较小，在中频（22Hz、35Hz、32 Hz）和低频（13Hz、15Hz、18.8 Hz）时影响较大。

9.4.2　大脑 α 波和右眼刺激信号相位同步程度变化情况

左眼刺激频率固定在受试者自发 f_1 频率，右眼刺激频率按表 9 - 2 取值，对检测到的 SSVEP 进行数据处理，然后计算出每名受试者大脑枕区（O_1、O_2）α 波与右眼刺激信号的相位同步程度，同步程度随右眼刺激频率的变化分别如图 9 - 7 ~ 图 9 - 13 所示。

为更好比较左枕区 O_1 和右枕区 O_2 的 α 波同步程度存在的具体差异，在此不考虑取二者的平均值，而将 O_1、O_2 的 SSVEP 的 α 波分别与右眼刺激信号进行比较。此外，因为不同受试者在静息状态下的大脑自发 α 波频率不同，故每名受试者选取的刺激频率也不相同。为更直观观察每名受试者的变化规律，在图 9 - 7 ~ 图 9 - 12 中直接标识具体刺激频率而未按表 9 - 2 选取刺激频率。

图 9 - 7 为 6 名受试者在左眼刺激频率 f_1 Hz，右眼刺激频率分别取 f_1 - 2Hz、f_1、f_1 + 2Hz、f_1 + 5Hz 时枕区 O_1、O_2 的 α 波同步程度随右眼刺激频率变化的比较结果。从图中可以看出，受试者 1 和受试者 6 在右眼刺激为 f_1 - 2Hz、f_1 + 2Hz 时，枕区 O_1、O_2 处的 α 波和右眼刺激信号的相位同步程度差异明显；受试者 1、受试者 3 和受试者 4 在左右眼刺激频率都为 f_1 Hz 时，O_1、O_2 的 α 波同步程度仍表现出差异性；而其余受试者在其余的

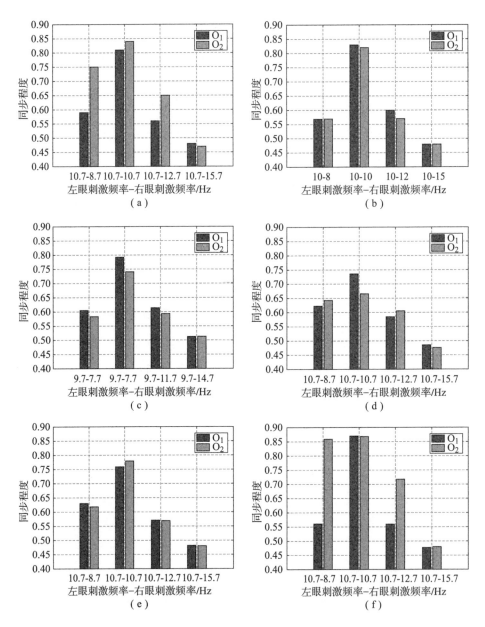

图 9 - 7　左眼刺激频率 f_I，右眼分别取 $f_I - 2$、f_I、$f_I + 2$、$f_I + 5$Hz 时，

O_1、O_2 处 α 波同步程度随右眼刺激频率变化

（a）受试者 1；（b）受试者 2；（c）受试者 3；（d）受试者 4；（e）受试者 5；（f）受试者 6

刺激频率处，O_1、O_2 的 α 波同步程度未表现出明显的差异性，且在右眼刺激频率为 f_l Hz 时 O_1 的 α 波同步程度和 O_2 的 α 波同步程度最高，左右两侧 α 波同步程度逐渐降低。

图 9-8 为 6 名受试者在左眼频率 f_l Hz，右眼刺激分别取 $f_l + 7$ Hz、$2f_l$ Hz、$2f_l + 2$ Hz、$2f_l + 5$ Hz 时枕区 O_1、O_2 处 α 波同步程度随右眼刺激信号频率变化的比较结果。

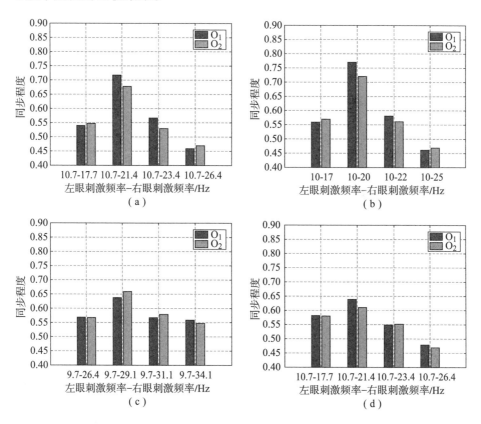

图 9-8　左眼刺激频率 f_l，右眼分别取 $f_l + 7$Hz、$2f_l$Hz、$2f_l + 2$Hz、$2f_l + 5$Hz 时，

O_1、O_2 处 α 波同步程度随右眼刺激频率变化

（a）受试者 1；（b）受试者 2；（c）受试者 3；（d）受试者 4

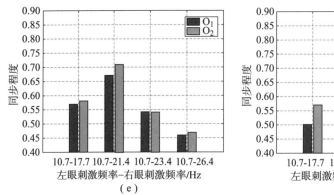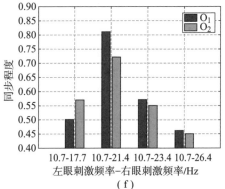

图9-8 左眼刺激频率 f_1，右眼分别取 f_1+7Hz、$2f_1$Hz、$2f_1$+2Hz、$2f_1$+5Hz 时，

O$_1$、O$_2$ 处 α 波同步程度随右眼刺激频率变化（续）

（e）受试者5；（f）受试者6

图9-8表明，只有受试者4在右眼刺激为 f_1+7Hz、$2f_1$+2Hz、$2f_1$+5Hz 时，枕区 O$_1$、O$_2$ 的 α 波同步程度相等，其余受试者在右眼刺激为 f_1+7Hz、$2f_1$Hz、$2f_1$+2Hz、$2f_1$+5Hz 时在枕区 O$_1$ 的 α 波同步程度和 O$_2$ 的 α 波同步程度都有明显的差异；此外，6名受试者在右眼刺激频率为 $2f_1$Hz 时 O$_1$、O$_2$ 的 α 波同步程度值最大。

图9-9为6名受试者在左眼刺激频率 f_1Hz，右眼刺激分别取 $2f_1$+7Hz、$3f_1$Hz、$3f_1$+2Hz、$3f_1$+5Hz 时枕区 O$_1$、O$_2$ 处 α 波同步程度随右眼刺激信号频率变化的比较结果。从图中可以看出，只有受试者1和受试者6在右眼刺激分别取 $2f_1$+7Hz、$3f_1$Hz、$3f_1$+2Hz、$3f_1$+5Hz 时，左右处枕区 O$_1$、O$_2$ 的 α 波同步程度差异明显，而其他受试者在相同条件下，O$_1$、O$_2$ 处的 α 波同步程度未有明显的差异；此外，6名受试者在右眼刺激频率为 $3f_1$Hz 时 O$_1$、O$_2$ 处的 α 波同步程度值最大。

图9-10~图9-13为6名受试者左眼频率固定在 f_1Hz，右眼频率分别取 $3f_1$+7Hz、$4f_1$Hz、$4f_1$+2Hz、$4f_1$+5Hz、$4f_1$+7Hz、$5f_1$Hz、$5f_1$+2Hz、$5f_1$+5Hz、$5f_1$+7Hz、$6f_1$Hz、$6f_1$+2Hz、$6f_1$+5Hz、$6f_1$+7Hz、$7f_1$Hz、$7f_1$+2Hz 时 O$_1$、O$_2$ 的 α 波同步程度随右眼刺激信号频率变化的比较结果。

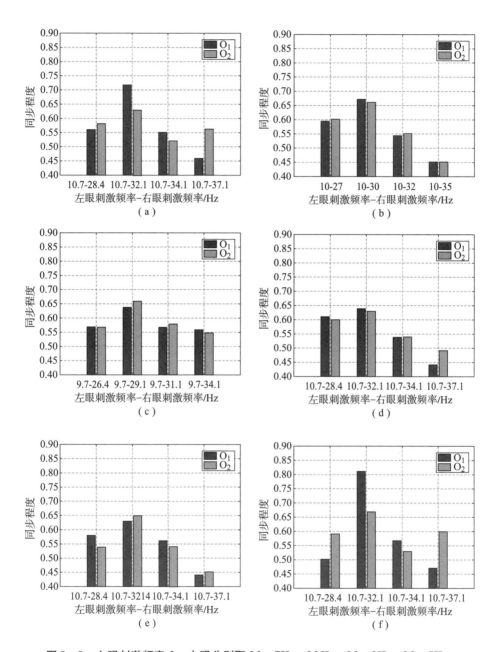

图 9-9　左眼刺激频率 f_l，右眼分别取 $2f_l + 7\mathrm{Hz}$、$3f_l\mathrm{Hz}$、$3f_l + 2\mathrm{Hz}$、$3f_l + 5\mathrm{Hz}$，

$\mathrm{O_1}$、$\mathrm{O_2}$ 处 α 波同步程度随右眼刺激频率变化

（a）受试者 1；（b）受试者 2；（c）受试者 3；（d）受试者 4；（e）受试者 5；（f）受试者 6

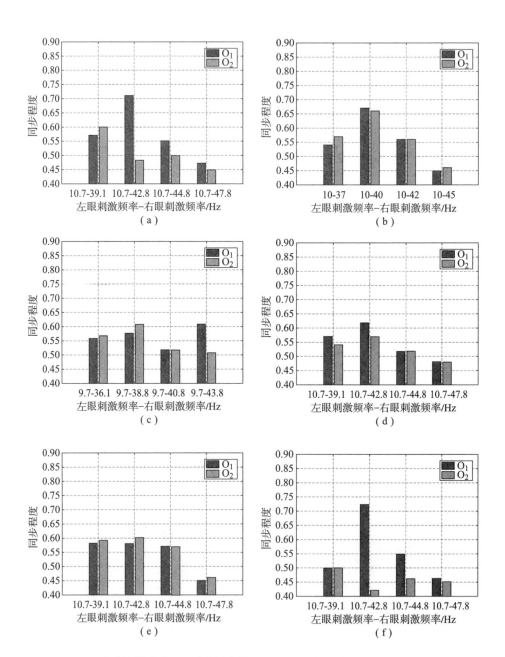

图 9 - 10 左眼刺激频率 f_I，右眼分别取 $3f_I+7\text{Hz}$、$4f_I\text{Hz}$、$4f_I+2\text{Hz}$、$4f_I+5\text{Hz}$，

O_1、O_2 处 α 波同步程度随右眼刺激频率变化

（a）受试者 1；（b）受试者 2；（c）受试者 3；（d）受试者 4；（e）受试者 5；（f）受试者 6

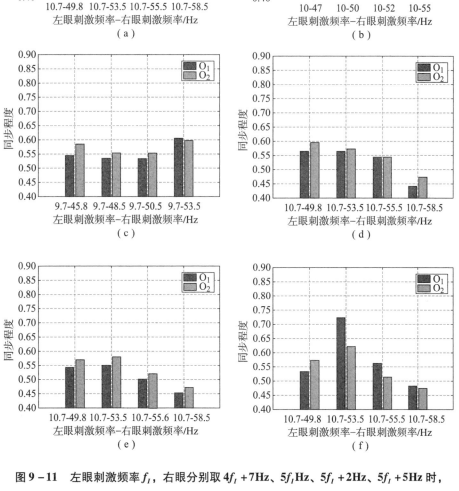

图 9 – 11　左眼刺激频率 f_l，右眼分别取 $4f_l + 7\mathrm{Hz}$、$5f_l\mathrm{Hz}$、$5f_l + 2\mathrm{Hz}$、$5f_l + 5\mathrm{Hz}$ 时，

$\mathrm{O_1}$、$\mathrm{O_2}$ 处 α 波同步程度随右眼刺激频率变化

（a）受试者 1；（b）受试者 2；（c）受试者 3；（d）受试者 4；（e）受试者 5；（f）受试者 6

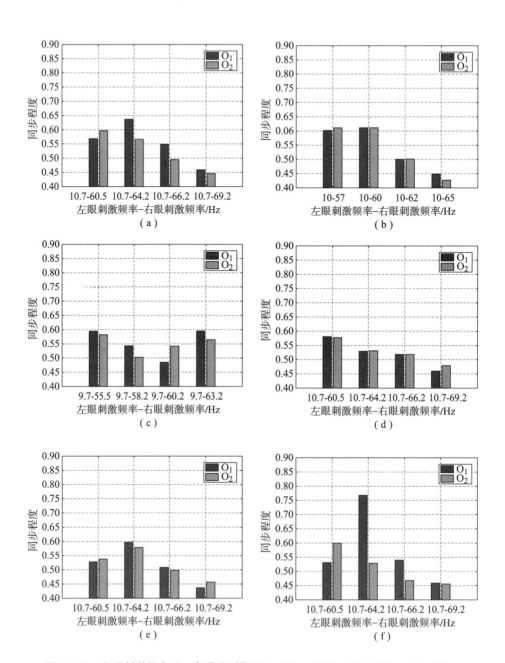

图 9 – 12　左眼刺激频率 f_1，右眼分别取 $5f_1 + 7\text{Hz}$、$6f_1\text{Hz}$、$6f_1 + 2\text{Hz}$、$6f_1 + 5\text{Hz}$，

O_1、O_2 处 α 波同步程度随右眼刺激频率变化

（a）受试者1；（b）受试者2；（c）受试者3；（d）受试者4；（e）受试者5；（f）受试者6

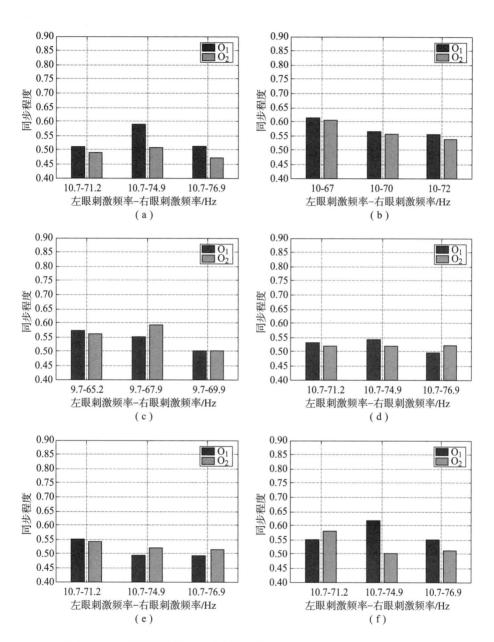

图 9 - 13　左眼刺激频率 f_l，右眼分别取 $6f_l + 7\mathrm{Hz}$、$7f_l\mathrm{Hz}$、$7f_l + 2\mathrm{Hz}$ 时，

O_1、O_2 处 α 波同步程度随右眼刺激频率变化

（a）受试者 1；（b）受试者 2；（c）受试者 3；（d）受试者 4；（e）受试者 5；（f）受试者 6

图 9 – 10 ~ 图 9 – 13 表明，只有受试者 2 和受试者 4 在相应刺激频率下左右枕区 O_1、O_2 处的 α 波同步程度差异不明显；而受试者 1 和受试者 6 在相同条件下，左右枕区 O_1、O_2 处的 α 波同步程度差异尤为明显。

图 9 – 14 为 6 名不同受试者在双眼双频同时刺激下大脑枕区 O_1、O_2 处分别和右眼刺激信号的相位同步程度的比较，其中左眼刺激频率为 f_l，右眼刺激频率按表 9 – 2 取值。

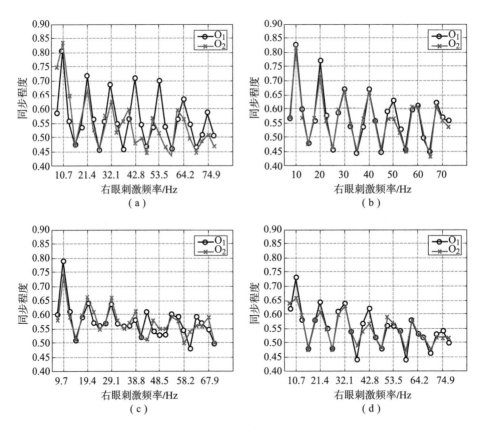

图 9 – 14 左眼刺激频率 f_l，右眼分别按表 9 – 2 取值时，

O_1、O_2 处 α 波同步程度随右眼刺激频率变化曲线

（a）受试者 1；（b）受试者 2；（c）受试者 3；（d）受试者 4

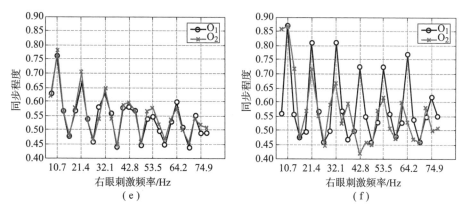

图 9-14 左眼刺激频率 f_1，右眼分别按表 9-2 取值时，

O₁、O₂ 处 α 波同步程度随右眼刺激频率变化曲线（续）

（e）受试者 5；（f）受试者 6

从图 9-14 可以明显看出，在左右眼不同频率同时刺激下受试者 1 和受试者 6 大脑左枕区 O₁ 处 α 波和右眼刺激信号的相位同步程度与枕区 O₂ 处 α 波和右眼刺激信号的相位同步程度有较大差异；受试者 2、受试者 5 在 O₁、O₂ 处 α 波和右眼刺激信号的相位同步程度基本一致；受试者 3、受试者 4 在个别刺激频率点处表现出差异性，其余刺激频率处 α 波同步程度近似相等。此外，6 名受试者在右眼刺激频率为大脑自发频率 f_1 及其 2 倍、3 倍处大脑 α 波同步程度存在峰值，且左右两侧 α 波同步程度逐渐降低。

9.5 小 结

本章实验研究结果表明，当左眼或右眼刺激频率在 $f_1 \pm 2.4$ Hz、$2f_1 \pm 2.4$ Hz、$4f_1 \pm 2.4$ Hz 三个频段取值时，SSVEP 的 α 波与该眼刺激信号相位同步程度呈现阿诺德"舌头"现象，即 α 波同步程度在每个频段的中心频率最高，两边逐步下降，与文献［76］和［100］研究双眼同频刺激下得到的大脑 α 波同步程度变化规律一致。上述三个频段出现阿诺德"舌头"

的可能原因是：SSVEP 频谱包含基波、谐波和次谐波（等于刺激频率的 1/2、1/4、1/6 倍、…）成分，当刺激频率分别在 $f_1 \pm 2.4$ Hz、$2f_1 \pm 2.4$ Hz、$4f_1 \pm 2.4$ Hz 取值时，对每个频段的中心频率，其基波或次谐波等于自发 α 波频率 f_1，此时引发 α 波网络产生谐振，α 波同步程度最强；若刺激频率在中心频率附近取值（设和中心频率的差值为 Δf），其基波或次谐波位于自发 α 波频率附近（仍属 α 波段），此时 α 波相位同步程度和 Δf 成反比，二者变化关系呈现阿诺德"舌头"曲线[93]。阿诺德"舌头"的锁频范围和两个耦合系统的耦合强度有关。对本章研究内容而言，意味着刺激幅度是影响 SSVEP 的 α 波同步程度的一个重要因素。文献［100］的研究结果表明，如果刺激频率相同，在所研究的光脉冲刺激幅度范围内，SSVEP 的 α 波同步程度和光刺激幅度成正比。

本章的实验结果表明，当左眼或右眼刺激频率分别在以 f_1、$2f_1$、$4f_1$ 为中心频率的频段内变化时，$f_1 \pm 2.4$ Hz 频段的 α 波和该眼刺激信号的同步程度最高，$2f_1 \pm 2.4$ Hz 频段次之，$4f_1 \pm 2.4$ Hz 频段最弱。可尝试从以下三点对此现象进行解释：①第一个原因可能是刺激频率在 $f_1 \pm 2.4$ Hz 取值时，引发 α 波网络产生谐振的是中心频率（f_1），该频率为频谱中的基波成分，频谱幅度最大，故同步程度最大；②刺激信号在 $2f_1 \pm 2.4$ Hz 取值时，使 α 波网络产生谐振的是中心频率的二次谐波（为中心频率的 1/2 倍），其频谱幅度比①中的基波幅度小，故 α 波同步程度相对较小；③最后的原因是刺激信号在 $4f_1 \pm 2.4$ Hz 频段取值时，引发 α 波网络产生谐振的是中心频率的四次谐波（刺激频率的 1/4 倍），幅度均比前面两种情况小，故 α 波同步程度相对最弱。在双眼双频同时刺激下，如果受试者的一只眼的刺激频率分别在 $f_1 \pm 2.4$ Hz、$2f_1 \pm 2.4$ Hz、$4f_1 \pm 2.4$ Hz 三个频段取值，则另一只眼刺激频率的不同取值将对 α 波和前一只眼睛刺激频率的同步程度产生不同的影响：高频较小，中频次之，低频较大，在 α 波最大。可能的原因是在 α 波段取值的刺激频率将引发 α 网络产生谐振，此时能量最大，从而对 α 波和另一只眼刺激信号的同步程度产生最大影响。

归纳本章研究结果:

(1) 在双眼双频同时刺激下,无论第一只眼的刺激频率为低、中或高频,如果第二只眼的刺激频率在 $f_1 \pm 2.4$ Hz、$2f_1 \pm 2.4$ Hz、$4f_1 \pm 2.4$ Hz 三个频段取值,则 α 波与后者刺激信号的同步程度均呈现阿诺德"舌头"现象,这和双眼同频刺激条件下大脑 α 波同步程度随刺激频率变化规律一致。

(2) 双眼双频同时刺激下,可通过调整其中一只眼睛的刺激频率,来改变另一只眼的 α 波同步程度,这是双眼同频刺激范式所不具备的优势。

(3) 在 $f_1 \pm 2.4$ Hz、$2f_1 \pm 2.4$ Hz 和 $4f_1 \pm 2.4$ Hz 三个频段,α 波相位同步程度随着中心频率的增加而减少。

(4) 在双眼双频刺激范式下,如果刺激频率等于大脑自发 α 波频率的 1 倍、2 倍及 4 倍,则 α 波同步程度同样呈现阿诺德"舌头"。双眼双频刺激范式扩大了刺激频率的选择范围,提高了刺激频率选择灵活性,较好解决了双眼同频率刺激范式存在的频率选择局限性问题。双眼双频同时刺激可作为研究大脑 α 波相位同步程度的一个有效新范式,为更好地研究知觉和认知功能关系以及为认知障碍潜在的诊断与治疗提供一个新思路。

参 考 文 献

［1］ Purves D，Auugustine G J，Fitzpatrick D，et，al. Neuroscience ［M］. 3rd ed. Sinauer Associates Inc，2004.

［2］ 唐仲良. 神经系统生理学 ［M］. 1 版. 上海：复旦大学出版社，1991.

［3］ Kandel E，Schwartz J，Jessel T M，et al. Principles of Neural Science ［M］. 3rd ed. Elsevier，1991.

［4］ Pfurtscheller G，Solis － escalante T，Ortner R，et al. Self － paced operation of an SSVEP － based orthosis with and without an imagery － based "brain switch"：A feasibility study towards a hybrid BCI ［J］. IEEE Transactions on Neural Systems and Rehabilitation Engineering，2010，18 （4）：409 － 414.

［5］ Alp N，Nikolaev A R，Wagemans J，et al. EEG frequency tagging dissociates between neural processing of motion synchrony and human quality of multiple point － light dancers ［J］. Scientific Reports，2017，7：44012.

[6] Retter T L, Rossion B. Visual adaptation provides objective electrophysiological evidence of facial identity discrimination [J]. Cortex, 2016, 80: 35 – 50.

[7] Ellis K A, Silberstein R B, Nathan P J. Exploring the temporal dynamics of the spatial working memory n – back task using steady state visual evoked potentials (SSVEP) [J]. Neuroimage, 2006, 31 (4): 1741 – 1751.

[8] Vialatte F, Maurice M, Dauwels J, et al. Steady – state visually evoked potentials: Focus on essential paradigms and future perspectives [J]. Progress in Neurobiology, 2010, 90 (4): 418 – 438.

[9] Jacob B, Hache J C, Pasoquier F. Dysfunction of the magnocellular pathway in Alzhemer's disease [J]. Revue neurologique, 2002, 158 (5pt 1): 555 – 564.

[10] Murphy, Michael, Öngür Dost. Decreased peak alpha frequency and impaired visual evoked potentials in first episode psychosis [J]. NeuroImage Clinical, 2019: 101693.

[11] Rebsamen B, Guan C T, Zhang H H, et al. A brain controlled wheelchair to navigate in familiar environments [J]. IEEE Transactions on Neural System and Rehabilitation Engineering, 2010, 18 (6): 590 – 598.

[12] Gernot R, Müller P, Gert P. Control of an Electrical Prosthesis With an SSVEP – Based BCI [J]. IEEE Transactions on Biomedical Engineering, 2008, 55 (1): 361 – 364.

[13] Masaki M, Yijun W, Xiaogang C, et al. Enhancing Detection of SSVEPs for a High – Speed Brain Speller Using Task – Related Component Analysis [J]. IEEE Trans. Biomed Eng., 2018, 65 (1): 104 – 112.

[14] Cheng M, Gao X, Gao S, et al. Design and implementation of a brain – computer interface with high transfer rates [J]. IEEE Trans. Biomed

Eng. , 2002, 49 (10): 1181 – 1186.

［15］ Yuanqing L, Jiahui P, Fei W, et al. A Hybrid BCI System Combining P300 and SSVEP and Its Application to Wheelchair Control ［J］. IEEE Transactions on Biomedical Engineering, 2013, 60 (11): 3156 – 3166.

［16］ Anna C, Piotr D, Jarosław Z. High Frequency SSVEP – BCI With Hardware Stimuli Control and Phase Synchronized Comb Filter ［J］. IEEE Transactions on Neural System and Rehabilitation Engineering, 2018, 26 (2): 344 – 352.

［17］ Ke L, Shangkai G, Xiaorong G, et al. Boosting the information transfer rate of an SSVEP – BCI system using maximal – phase – locking value and minimal – distance spatial filter banks ［J］. Tsinghua Science and Technology, 2018, 24 (3): 262 – 270.

［18］ Lalor E C, Kelly S P, Finucane C, et al. Steady – state vep – based brain – computer interface control in an immersive 3d gaming environment ［J］. EURASIP J Appl. Signal Process, 2005, 19: 3156 – 3164.

［19］ Fan Z, Hang Y, Jie J, et al. Brain – computer control interface design for virtual household appliances based on steady – state visually evoked potential recognition. Visual Informatics, https: //doi. org/10. 1016/ j. visinf. 2019. 12. 001.

［20］ Faller J, Müller – Putz G, Schmalstieg D, et al. An application framework for controlling an avatar in a desktop – based virtual environment via a software ssvep brain – computer interface ［J］. Presence – Teleoper. Virtual Env. , 2010, 19 (1): 25 – 34.

［21］ Mcmillan G R, Calhoun G L, et al. Direct brain interface utilizing self – regulation of steady – state visual evoked response ［J］. In Proceedings of RESNA, 1995, 9 – 14: 693 – 695.

［22］ Seyed Navid Resalat, Fardin Afdideh. Real – time monitoring of military sentinel sleepiness using a novel SSVEP – based BCI system ［C］. 2012 IEEE – EMBS Conference on Biomedical Engineering and Sciences. 17 – 19 Dec. 2012, Langkawi, Malaysia.

［23］ Hodgkin A L, Huxley A F. A quantitative description of membrane current and its application to conduction and excitation in nerve ［J］. J Physiol. , 1952, 117 (1): 500 – 544.

［24］ 黄淦. 生物表面电信号建模、分析及其在人机交互中的应用 ［D］. 上海: 上海交通大学, 2013.

［25］ Zhi Z. A fast method to compute surface potentials generated by dipoles within multilayer anisotropic spheres ［J］. Phys. Med. Biol. , 1995, 40: 335 – 349.

［26］ Wilson F N, Bayley R H. The electric field of an eccentric dipole in a homogeneous spherical conducting medium ［J］. Circulation, 1950, 40 (1): 84 – 92.

［27］ Ernest Frank. Electric potential produced by two point current sources in a homogeneous in a condueting sphere ［J］. J. Appl. Phys. , 1952, 23 (11): 1225 – 1228.

［28］ 尧德中. 均匀导电球模型中 2n 极子电位的解析解 ［J］. 中国生物医学工程学报, 1998, 17 (2): 97 – 102.

［29］ Dezhong Yao. Electric Potential Produced by a Dipole in a Homogeneous Conducting Sphere ［J］. IEEE Transactions on Biomedical Engineering, 2000, 47 (7): 964 – 966.

［30］ Rigatos G G. Estimation of wave – type dynamics in neurons' membrane with the use of the Derivative – free nonlinear Kalman Filter ［J］. Neurocomputing, 2014, 131 (131): 286 – 299.

［31］ 尧德中. 脑功能探测的电学理论与方法 ［M］. 北京: 科学出版社, 2003.

［32］ 王登，苗夺谦，王睿智．一种新的基于小波包分解的 EEG 特征抽取与识别方法研究［J］．电子学报，2013，01：193 – 198.

［33］ 顾凡及，梁培基．神经信息处理［M］．北京：北京工业大学出版社，2007.

［34］ Jansen B H, Rit V G. Electroencephalogram and visual evoked potential generation in a mathematical model of coupled cortical columns［J］. Biological Cybernetics, 1995：357 – 366.

［35］ Traub R, Wong R, Miles R, et al. A model of a CA3 hippocampal pyramidal neuron in corporating voltage clamp data on int insic conductances［J］. Neuro physiol, 1991, 66：635 – 649.

［36］ Pinsky P F, Rinzel J. Intrinsic and net work rhythmogenesis in a reduced Traub model for CA3 neurons［J］. Journal of Computational Neuroscience, 1994, 1：39 – 60.

［37］ Boroomand A, Menhaj M. Fraction – order Hopfield neural networks［J］. Lect. Notes. Comput. Sci. , 2009, 5506：883 – 890.

［38］ Lee M H, Smyser C D, Shimony J S. Resting – State fMRI：A Review of Methods and Clinical Applications［J］. American Journal of Neuroradiology, 2013, 34（10）：1866 – 1872.

［39］ Jie S, Bin W, Yan N. Complexity Analysis of EEG, MEG, and fMRI in Mild Cognitive Impairment and Alzheimer's Disease：A Review［J］. Entropy, 2020, 22：239 – 260.

［40］ 孙涛，韩善清，汪家旺．PET/CT 成像原理、优势及临床应用［J］. 中国医学物理学杂志，2010，01：1581 – 1582 + 1587.

［41］ 朱雅婷，王如彬，倪力，等．神经信息编码研究的现状与进展［J］. 振动与冲击，2015，（21）：1 – 9.

［42］ Fh L D S, Hoeks A, Smits H, et al. Model of brain rhythmic activity. The alpha – rhythm of the thalamus［J］. Kybernetik, 1974, 15（1）：

27 – 37.

[43] Jansen B H, Zouridakis G, Brandt M E. A neurophysiologically – based mathematical model of flash visual evoked potentials [J] . Biological Cybernetics, 1993, 68 (3): 275 – 283.

[44] Wengling F, Bartolomei F, Bellanger J J, et, al. Epileptic fast activity can be explained by a model of impaired GABAergic dendritic inhibition [J]. European Journal of Neuroscience, 2002, 15 (9): 1499 – 1508.

[45] Kayser C, König P. Population coding of orientation in the visual cortex of alert cats—an information theoretic analysis [J]. Neuroreport, 2004, 15 (18): 2761 – 4.

[46] MacEvoy S P, Tucker TR, Fitzpatric D. A precise form of divisive suppression supports population coding in the primary visual cortex [J]. Nature Neuroscience, 2009, 12 (5): 637 – 645.

[47] Philipp B, Alexander S, Ecker R et, al. A Fast and Simple Population Code for Orientation in Primate V1 [J]. The Journal of Neuroscience, 2012, 32 (31): 10618 – 10626.

[48] Zhu Z, Wang R, Zhu F. The Energy Coding of a Structural Neural Network Based on the Hodgkin – Huxley Model [J] . Frontiers in neuroscience, 2018, 00122.

[49] Chay T R. Chaos in a three – variable model of an excitable cell [J]. Physica D, 1985, 16: 233 – 242.

[50] Malsburg C V D. The what and why of binding: the modeler's perspective [J]. Neuron, 1999, 24 (1): 95 – 104.

[51] Lopes D A S F H, Hoeks A, Smits H. Model of brain rhythmic activity – The alpha – rhythm of the thalamus [J]. Kybernetik, 1974, 15: 27 – 37.

[52] Oguztöreli M N, O'Mara K S. Modelling and simulation of vertebrate

retina：Extended network ［J］. Biological Cybernetics，1980，38：9 – 17.

［53］ 崔冬. 多通道脑电信号建模及同步分析 ［D］. 秦皇岛：燕山大学，2011.

［54］ Zhou J，Wu Q，Xiang L. Impulsive pinning complex dynamical networks and applications to firing neuronal synchronization ［J］. Nonlinear Dynamics，2012，69 （3）：1393 – 1403.

［55］ Avillac M，Hamed S B，Duhamel J R. Multisensory integration in the ventral intraparietal area of the macaque monkey ［J］. Journal of Neuroscience，2007，27 （8）：1922 – 1932.

［56］ Whisson S C，Boevink P C，Moleleki L，et al. A translocation signal for delivery of oomycete effector proteins into host plant cells ［J］. Nature，2007，450 （7166）：115 – 118.

［57］ Zangenehpour S，Zatorre R J. Crossmodal recruitment of primary visual cortex following brief exposure to bimodal audiovisual stimuli ［J］. Neuropsychologia，2010，48 （2）：591 – 600.

［58］ 闫慧芳. 跨模态感觉刺激的脑源分析 ［D］. 北京：北京协和医学院，2011.

［59］ Millán J d R，Rupp R，Mueller – Putz G，et al. Combining brain – computer interfaces and assistive technologies：state – of – the – art and challenges ［J］. Frontiers in Neuroscience，2010，00161.

［60］ Pfurtscheller G，Allison B Z，Bauernfeind G，et al. The hybrid BCI ［J］. Frontiers in Neuroscience，2010，00003.

［61］ Allison B Z，Brunner C，Kaiser V，et al. Toward a hybrid brain – computer interface based on imagined movement and visual attention ［J］. Journal of Neural Engineering，2010，7 （2）：026007.

［62］ Lee P L，Yeh C L，Cheng J Y S，et al. An SSVEP – based BCI using high duty – cycle visual flicker [J]. IEEE Transactions on Biomedical Engineering, 2011, 58 (12): 3350 – 3359.

[63] 郭湛超, 覃玉荣, 赵隆. 视觉通路下闪光刺激对 SSVEP 影响的仿真研究 [J]. 电子测量与仪器学报, 2016, 30 (4): 653 – 659.

[64] Meylan R V, Murray M M. Auditory – visual multisensory interactions attenuate subsequent visual responses in humans [J]. Neuroimage, 20073, 5 (1): 244 – 254.

[65] Meredith M A, Allman B L, Keniston L P, et al. Auditory influences on non – auditory cortices [J]. Hearing Research, 2009, 258 (1): 64 – 71.

[66] Cavallaro F I, Cacace I, Testa M D, et al. Hypnotizability – related EEG alpha and theta activities during visual and somesthetic imageries [J]. Neuroscience Letters, 2010, 470 (1): 13 – 18.

[67] Nir R R, Sinai A, Raz E, et al. Pain assessment by continuous EEG: Association between subjective perception of tonic pain and peak frequency of alpha oscillations during stimulation and at rest [J]. Brain Research, 2010, 1344 (1): 77 – 86.

[68] Zoefel B, Huster R J, Herrmann C S. Neurofeedback training of the upper alpha frequency band in EEG improves cognitive performance [J]. Neuroimage, 2011, 54 (2): 1427 – 1431.

[69] Chen L L, Madhavan R, Rapoport B I, et al. Real – Time Brain Oscillation Detection and Phase – Locked Stimulation Using Autoregressive Spectral Estimation and Time – Series Forward Prediction [J]. IEEE Transactions on Biomedical Engineering, 2013, 60 (3): 753 – 762.

[70] 张雪, 袁佩君, 王莹, 等. 知觉相关的神经振荡 – 外界节律同步化现象 [J]. 生物化学与生物物理进展, 2016, 43 (4): 308 – 315.

[71] Haegens S, Nácher V, Luna R, et al. α – Oscillations in the monkey

sensorimotor network influence discrimination performance by rhythmical inhibition of neuronal spiking [J]. Proceedings of the National Academy of Sciences of the United States of America, 2011, 108 (48): 19377 – 19382.

[72] Hanslmayr S, Klimesch W, Sauseng P, et al. Visual discrimination performance is related to decreased alpha amplitude but increased phase locking [J]. Neuroscience Letters, 2005, 375 (1): 64 – 68.

[73] Hanslmayr S, Klimesh W, Sauseng P, et al. Alpha Phase Reset Contributes to the Generation of ERPs [J]. Cerebral Cortex, 2007, 17 (1): 1 – 8.

[74] Dugué L, Marque P, Vanrullen R. The phase of ongoing oscillations mediates the causal relation between brain excitation and visual perception [J]. Journal of Neuroscience the Official Journal of the Society for Neuroscience, 2011, 31 (33): 11889 – 93.

[75] Spaak E, de Lange F P, Jensen O. Local entrainment of α oscillations by visual stimuli causes cyclic modulation of perception [J]. Journal of Neuroscience the Official Journal of the Society for Neuroscience, 2014, 34 (10): 3536.

[76] Notbohm A, Kurths J, Herrmann C S. Modification of Brain Oscillations via Rhythmic Light Stimulation Provides Evidence for Entrainment but Not for Superposition of Event – Related Responses [J]. Frontiers in Human Neuroscience, 2016, 10 (154): 00010.

[77] Porcu E, Keitel C, Müller M M. Visual, auditory and tactile stimuli compete for early sensory processing capacities within but not between senses [J]. Neuroimage, 2014, 97 (2): 224 – 235.

[78] Graaf T A D, Gross J, Paterson G, et al. Alpha – band Rhythms in Visual Task Performance: Phase – Locking by Rhythmic Sensory Stimulation [J]. Plos One, 2013, 8 (3): e60035.

［79］ Sokoliuk R，Vanrullen R. Global and local oscillatory entrainment of visual behavior across retinotopic space ［J］. Scientific Reports，2016，6：25132.

［80］ 李速. 功能柱结构神经网络模型中的节律发生与同步振荡 ［D］. 北京：中国科学院生物物理研究所，2003.

［81］ 高洋. 频率依赖性耦合神经振子集群的相响应同步 ［D］. 合肥：合肥工业大学，2015.

［82］ Annika N，Herrmann C S. Flicker Regularity Is Crucial for Entrainment of Alpha Oscillations ［J］. Frontiers in Human Neuroscience，2016，10（99）.

［83］ Thut G，Miniussi C，Gross J. The Functional Importance of Rhythmic Activity in the Brain ［J］. Current Biology Cb，2012，22（16）：658 - 63.

［84］ Pecora L M，Carroll T L. Synchronization in chaotic systems ［J］. Physical Review Letters，1990，64（8）：821 - 825.

［85］ Kaiboriboon，Lüders H O，Hamaneh M，et al. EEG source imaging in epilepsy—practicalities and pitfalls ［J］. Nature Reviews Neurology，2012，8（9）：498 - 507.

［86］ Lachaux J P，Rodriguez E，Martinerie J，et al. Measuring phase synchrony in brain signals ［J］. Human Brain Mapping，1999，8（4）：194 - 208.

［87］ Tass P，Rosenblum M G，Weule J，et al. Detection of n：m phase locking from noisy data：application to magnetoencephalography ［J］. Phys. Rev.，Lett. 1998，81：3291 - 3294.

［88］ Roseblum M G，Pikovsky A S，Kurths J. Phase synchronization of chaotic oscillators ［J］. Phys. Rev. Lett.，1996，76（11）：1804 - 1807.

［89］ Rodriguez E，George N，Lachaux J P，et al. Perception's shadow：long - distance synchronization of human brain activity ［J］. Nature，1999，397

(6718)：430 – 4.

[90] Bruns A. Fourier – , Hilbert – and wavelet – based signal analysis：are they really different approaches？［J］. Journal of Neuroscience Methods，2004，137（2）：321 – 332.

[91] Bhattacharya J，Petsche H. Phase synchrony analysis of EEG during music perception reveals changes in functional connectivity due to musical expertise［J］. Signal Processing，2005，85（11）：2161 – 2177.

[92] Notbohm A，Kurths J，Herrmann C S. Modification of brain oscillations via rhythmic light stimulation provides evidence for entrainment but not for superposition of eventrelated responses［J］. Frontiers in Human Neuroscience，2016，10（154）：Article 10.

[93] Herrmann C S，Murray M M，Ionta S，et al. Shaping intrinsic neural oscillations with periodic stimulation［J］. The Journal of Neuroscience. 2016，36（19）：5328 – 5337.

[94] Regan D. Some characteristics of average steady state and transient responses evoked by modulated light［J］. Electroencephalography & Clinical Neurophysiology，1966，20（3）：238 – 248.

[95] Labecki M，Kus R，Brzozowska A，et al. Nonlinear origin of SSVEP spectra—a combined experimental and modeling study［J］. Frontiers in Computational Neuroscience，2016，10：00 129.

[96] 李速，齐翔林，胡宏，等. 功能柱结构神经网络模型中的同步振荡现象［J］. 中国科学，2004，34（4）：385 – 394.

[97] 闫铮，宾光宇，高小榕. 基于左右视野双频率刺激的 SSVEP 脑 – 机接口［J］. 清华大学学报（自然科学版），2009（12）：2013 – 2016.

[98] 潘洁，高小榕，高上凯. 稳态视觉诱发电位频率与相位特性的脑电研究［J］. 清华大学学报（自然科学版），2011（2）：250 – 254.

[99] Herrmann C S. Human EEG responses to 1 – 100 Hz flicker：resonance

phenomena in visual cortex and their potential correlation to cognitive phenomena［J］. Experimental Brain Research，2001，137（3 － 4）：346 － 353.

［100］覃玉荣，刘凌伶，陈妮. 不同光刺激对大脑 α 同步程度影响研究［J］. 广西大学学报（自然科学版），2018，6（3）：1103 － 1110.